高职高专药学类专业实训教材

医院药学综合实训

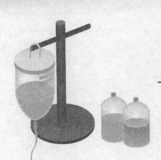

主　编　刘　玮

副主编　张　强　钱善军　操电群

主　审　王润霞　许杜娟

编　者(以姓氏笔画为序)

马灵珍(亳州职业技术学院)

刘　玮(安徽医学高等专科学校)

刘丽萍(安徽医科大学第二附属医院)

毕　明(安庆市立医院)

张　强(安徽中医药高等专科学校)

张小勇(皖西卫生职业学院)

钱善军(安徽医学高等专科学校)

阚　晶(安徽医学高等专科学校)

操电群(安庆医药高等专科学校)

东南大学出版社

SOUTHEAST UNIVERSITY PRESS

·南京·

图书在版编目(CIP)数据

医院药学综合实训 / 刘玮主编. —南京 : 东南大
学出版社,2013.10

高职高专药学类专业实训教材 / 王润霞主编

ISBN 978-7-5641-4520-0

Ⅰ.①医… Ⅱ.①刘… Ⅲ.①药物学—教学参考资料
Ⅳ.①R9

中国版本图书馆 CIP 数据核字(2013)第 223094 号

医院药学综合实训

出版发行	东南大学出版社
出 版 人	江建中
社　　址	南京市四牌楼 2 号
邮　　编	210096
经　　销	江苏省新华书店
印　　刷	常州市武进第三印刷有限公司
开　　本	787 mm×1 092 mm　1/16
印　　张	11.5
字　　数	288 千字
印　　次	2013 年 10 月第 1 版第 1 次印刷
书　　号	ISBN 978-7-5641-4520-0
定　　价	26.00 元

* 本社图书若有印装质量问题,请直接与营销部联系,电话:025—83791830。

高职高专药学类专业实训教材编审委员会
成 员 名 单

主 任 委 员：陈命家

副主任委员：方成武　王润霞　佘建华　程双幸

　　　　　　张伟群　曹元应　韦加庆　张又良

　　　　　　王　平　甘心红　朱道林

编委会成员：(以姓氏笔画为序)

　　　　　　王万荣　王甫成　刘　丽　刘　玮

　　　　　　刘修树　闫　波　江　勇　杨冬梅

　　　　　　宋海南　张宝成　范高福　郏枝花

　　　　　　周建庆　俞晨秀　夏成凯　徐　蓉

　　　　　　訾少锋　褚世居

秘 书 组：周建庆　胡中正

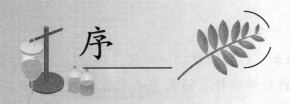

序

　　《教育部关于"十二五"职业教育教材建设的若干意见》(教职成〔2012〕9号)文中指出："加强教材建设是提高职业教育人才培养质量的关键环节,职业教育教材是全面实施素质教育,按照德育为先、能力为重、全面发展、系统培养的要求,培养学生职业道德、职业技能、就业创业和继续学习能力的重要载体。加强教材建设是深化职业教育教学改革的有效途径,推进人才培养模式改革的重要条件,推动中高职协调发展的基础工程,对促进现代化职业教育体系建设、切实提高职业教育人才培养质量具有十分重要的作用。"按照教育部的指示精神,在安徽省教育厅的领导下,安徽省示范性高等职业技术院校合作委员会(A联盟)医药卫生类专业协作组组织全省10余所有关院校编写了《高职高专药学类实训系列教材》(共16本)和《高职高专护理类实训系列教材》(13本),旨在改革高职高专药学类专业和护理类专业人才培养模式,加强对学生实践能力和职业技能的培养,使学生毕业后能够很快地适应生产岗位和护理岗位的工作。

　　这两套实训教材的共同特点是:

　　1. 吸收了相关行业企业人员参加编写,体现行业发展要求,与职业标准和岗位要求对接,行业特点鲜明。

　　2. 根据生产企业典型产品的生产流程设计实验项目,每个项目的选取严格参照职业岗位标准,在实施过程中模拟职场化。护理专业实训分基础护理和专业护理,每项护理操作严格按照护理操作规程进行。

　　3. 每个项目以某一操作技术为核心,以基础技能和拓展技能为依托,整合教学内容,使内容编排有利于实施以项目导向为引领的实训教学改革,从而强化了学生的职业能力和自主学习能力。

　　4. 每本书在编写过程中,为了实现理论与实践有效地结合,使之更具有实践性,还邀请深度合作的制药公司、药物研究所、药物试验基地和具有丰富临床药学和护理经验的行业专家参加指导和编写。

5. 这两套实训教材融合实训要求和岗位标准使之一体化，"教、学、做"相结合。在具体安排实训时，可根据各个学校的教学条件灵活采用书中体验式教学模式组织实训教学，使学生在"做中学"，在"学中做"；也可按照实训操作任务，以案例式教学模式组织教学。

成功组织出版这两套教材是我们通过编写教材促进高职教育改革、提高教学质量的一次尝试，也是安徽省高职教育分类管理和抱团发展的一项改革成果。我们相信通过这次教材的出版将会大大推动高职教育改革，提高实训质量，提高教师的实训水平。由于编写成套的实训教材是我们的首次尝试，一定存在许多不足之处，希望使用这两套实训教材的广大师生和读者给予批评指正，我们会根据读者的意见和行业发展的需要及时组织修订，不断提高教材质量。

在教材编写过程中，安徽省教育厅的领导给予了具体指导和帮助，A联盟成员各学校及其他兄弟院校、东南大学出版社都给予大力支持，在此一并表示诚挚的谢意。

安徽省示范性高等职业技术院校合作委员会

医药卫生协作组

前　言

　　高等职业教育是一种职业特征明显的应用性教育,担负着培养高技能应用型人才的重任。按照教育部《关于全面提高高等职业教育教学质量的若干意见》(教高〔2006〕16号)文件要求,在课程体系和教学内容上要突出职业技术特点,在教材内容上应有所改革与创新,注重对学生实践技能的培养,加强教育教学的针对性和应用性。

　　目前药学专科层次具有特色的医院药学综合实训教材较为匮乏,为了加强实践教学,培养学生实际动手能力,使其能更好地从事医院药品应用一线岗位群的工作,按照国家教育部对高等职业学校药学专业教学标准与人才培养规格的要求,由高职高专院校、行业等多家单位从事相关药学工作的教师与专家参与了《医院药学综合实训》教材的编写。该教材是根据药学专业的医院药学工作岗位群的要求,确定以医院药学服务为主线的综合实训课程。

　　本教材在编写中,注重医院药学职业岗位群对人才的知识、能力要求,综合运用《临床药物治疗学》、《医院药学概论》、《中医药学概论》等课程的理论知识、操作技能,以实用技术为主,将教学内容进行优化整合,把一个个单元实训融合、提升,形成一个完整的知识技能体系,内容的范围和深度与相应职业岗位群的要求紧密挂钩,以岗位工作过程为主线,以项目任务为驱动,并以岗位标准操作规程构建了质量评价指标。设有实训预习、实训目的、实训内容、实训思考、知识拓展、评分标准等内容,使学生在具体项目任务的引领下,逐次学习和掌握医院药品应用工作岗位群的知识与技能,"教学做考"合一,实现与岗位的零距离对接。

　　本教材适合于各类举办高职高专药学教育的院校使用,也适合于同一岗位群的在职员工培训之用。由于时间仓促,教材内容难免有错误或不妥之处,敬请各位读者批评指正。

编　者

2013年4月26日

目 录

项目一　处方审核

实训预习

1. 预习处方学知识,包括处方概念、意义、格式、书写要求等内容。
2. 预习处方审核与点评的内容。

实验目的

1. 掌握处方审核的程序与内容。
2. 熟悉处方审核的意义。
3. 会点评与分析处方的合理性。

实训内容

一、实训相关知识介绍

处方是指由注册的执业医师和执业助理医师(以下简称医师)在诊疗活动中为患者开具的、由取得药学专业技术职务任职资格的药学专业技术人员(以下简称药师)审核、调配、核对,并作为患者用药凭证的医疗文书。按其性质分为法定处方、医师处方、协定处方三类。

处方具有技术性、经济性、法律性。为规范处方管理,提高处方质量,促进合理用药,保障医疗安全,国家颁布了《处方管理办法》(2007 年 5 月 1 日起施行),该办法对处方审核进行了相关规定。

处方审核是药品调剂工作中的关键环节,药师除了审核处方资质及逐项检查处方前记、正文和后记书写是否清晰、完整,并确认处方的合法性外,要重点对用药剂量与适宜性等内容进行审核。

（一）处方资质审查

药学专业技术人员须凭医师处方调剂处方药品，非经医师处方不得调剂；取得药学专业技术资格者方可从事处方调剂工作。药师签名或者专用章式样应当在本机构留样备查。

（二）处方内容的审核

处方由处方前记、处方正文、处方后记三部分组成（处方样式见图1-1）。药师应当认真逐项检查处方前记、正文和后记书写是否清晰、完整，并确认处方的合法性。

1. 处方书写规范审核

（1）处方前记：医院名称、处方编号、患者的姓名、性别、年龄、科别或病室和床位号、开具日期等。

（2）处方正文：以Rp或R（拉丁文Recipe"请取"的缩写）标示，包括药物的名称、剂型、规格、数量和用法。用法与用量一般用中文或外文缩写（表1-1）表示。

处方样式表

××××医院处方笺 普通处方
处方编号： ___年___月___日
姓名_____ 性别_____ 年龄_____ 费别_____
门诊/住院号_____ 科室_____ 床号_____
诊断：
R:
医师：
_____
药品金额：_____ 审核：_____
调配：_____ 核对：_____ 发药：_____

图1-1 处方样式

表1-1 常用的外文缩写

服药次数和时间		药物剂型		给药途径		剂量单位及其他	
q. h.	每小时	Tab.	片剂	H.	皮下的	g	克
q. 6h.	每6小时	Inj.	注射剂	i. m.	肌内注射	kg	千克
q. d.	每天	Caps.	胶囊剂	i. v.	静脉注射	mg	毫克
q. n.	每晚	Liq. (Sol.)	溶液剂	i. v. gtt.	静脉滴注	μg	微克
b. i. d.	每日2次	Syr.	糖浆剂	p. o.	口服	ml	毫升
t. i. d.	每日3次	Mist.	合剂	O. D.	右眼	U	单位
q. o. d.	隔日1次	Ung.	软膏剂	O. S. (O. L)	左眼	i. u.	国际单位
p. r. n.	必要时	Lot.	洗剂	O. U.	双眼	Co.	复方
St.	立即	Pulv.	散剂	p. r.	直肠给药	H. test	皮试
a. c.	餐前	Supp.	栓剂	ue. ext.	外用	Sig. or S	用法
p. c.	餐后	Tinct.	酊剂				
a. m.	上午	Neb.	喷雾剂				
p. m.	下午	Pil.	丸剂				

（3）处方后记：医师签名和（或）加盖专用签章，药品金额以及审核、调配、核对、发药的药师签名。

标准处方格式如下：

Rp:药品名（剂型）　单位剂量×总量

Sig. 单位剂量　用法　每日次数

例:Rp:青霉素粉针剂　80万U×6支

Sig. 80万U　i.m.　b.i.d.

2. 处方笺的审核　是否使用规定的处方笺书写。普通处方的印刷用纸为白色;急诊处方印刷用纸为淡黄色,右上角标注"急诊";儿科处方印刷用纸为淡绿色,右上角标注"儿科";麻醉药品和第一类精神药品处方印刷用纸为淡红色,右上角标注"麻、精一"(图1-2);第二类精神药品处方印刷用纸为白色,右上角标注"精二"。

3. 其他　患者一般情况、临床诊断填写清楚完整、字迹清晰,不得涂改,如需修改,医师应在修改处签名并注明修改日期;药师

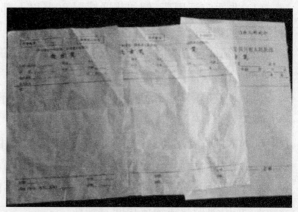

图1-2　不同种类的处方笺

经处方审核后,认为存在用药不适宜及用药安全问题时,应当告知处方医师,请其确认或者重新开具处方;患者年龄应当填写实足年龄,新生儿、婴幼儿写日、月龄,必要时要注明体重;每张处方限于一名患者的用药,单张处方药品种类不得超过5种药品,开具处方后的空白处划一斜线以示处方完毕。

(三)处方用量审核

1. 一般处方剂量　处方一般不得超过7日用量;急诊处方一般不得超过3日用量;对于某些慢性病、老年病或特殊情况(行动不方便病人、肿瘤患者的某些辅助用药、某些外地病人回当地治疗当地又无此药),处方用量可适当延长,但医师应当注明理由。

2. 特殊管理药品处方剂量

(1)门(急)诊患者:①开具的麻醉药品注射剂/第一类精神药品注射剂,每张处方为一次常用量;控缓释制剂,每张处方不得超过7日常用量;其他剂型,每张处方不得超过3日常用量。②第二类精神药品,一般每张处方不得超过7日常用量;对于慢性病或某些特殊情况的患者,处方用量可以适当延长,医师应当注明理由。

(2)门(急)诊癌症疼痛患者和中、重度慢性疼痛患者:麻醉药品注射剂/第一类精神药品注射剂,每张处方不得超过3日常用量;控缓释制剂,每张处方不得超过15日常用量;其他剂型,每张处方不得超过7日常用量。

3. 住院病人　麻醉药品和第一类精神药品处方应当逐日开具,每张处方为1日常用量。

4. 对于需要特别加强管制的药品　盐酸二氢埃托啡处方为一次常用量,仅限于二级以上医院内使用;盐酸哌替啶处方为一次常用量,仅限于医疗机构内使用。

(四)处方用药适宜性审核

药师应当对处方用药适宜性进行审核,审核内容包括:

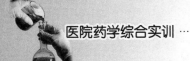

1. 规定必须做皮试的药品　核查处方医师是否注明过敏试验及对结果进行了判定。

2. 处方用药与临床诊断的相符性　处方用药须与临床诊断相符,药师应审查处方用药是否与临床诊断相符。与临床诊断不相符的典型情况有:

(1) 非适应证用药:例如普通感冒90%以上都是由病毒引起的,并非细菌感染,但在临床上常用抗菌药物治疗;

(2) 超适应证用药:如二甲双胍(降血糖药)用于非糖尿病患者的减肥;

(3) 撒网式用药:凭经验或不做药敏试验,用广谱抗菌药;

(4) 非规范用药:不了解药物的药动学参数,不考虑特殊人群用药,如孕妇用地西泮可损害胎儿神经发育;

(5) 盲目联合用药:开大处方,一药多名重复用药,联合应用毒性较大药物;

(6) 过度治疗用药:无治疗指征盲目用补益药,滥用抗菌药、白蛋白、肿瘤辅助药等。

3. 剂量、用法的正确性　如控释片、缓释片不能掰开服用。

4. 选用剂型与给药途径的合理性

(1) 同一药物,剂型不同,药物的作用不同,如甘露醇、硫酸镁;

(2) 同一药物,剂型不同,应用的效果不同,如皮肤病,急性期局部有红肿、水疱、糜烂时,多选用溶液剂湿敷,慢性期皮损增厚,多用软膏和乳膏药;

(3) 同一药物,剂型不同,其作用的快慢、强度、持续时间不同,如氨茶碱有注射剂、片剂、栓剂、缓释制剂不同的剂型等,它们的药理作用相同,但作用的快慢、强度、持续时间不同;

(4) 同一药物,剂型不同,其毒性反应和副作用不同,如阿司匹林肠溶片可以减轻对胃肠道的刺激性。

5. 是否有重复用药现象　注意一药多名现象及中成药中含化学药成分。同一通用名的药品常有多种不同商品名,如降压药氨氯地平有洛活喜、欣洛平、彼洛平、施慧达等商品名。含有相同成分的复方制剂品种繁多,如速感康胶囊、速克感冒片、感冒灵颗粒、金羚感冒片都含有对乙酰氨基酚和马来酸氯苯那敏。

6. 是否有潜在临床意义的药物相互作用和配伍禁忌　药物相互作用是指两种或两种以上的药物同时或间隔一定时间应用时,药物之间相互影响或干扰,其中某药物的体内过程或机体对药物的反应性发生改变,以至使药物的效应或毒性发生变化的现象。药物相互作用在体内或体外均可出现。

不同药物在体内可发生药效学和药动学的相互作用。药物在机体内彼此之间的相互作用而产生复合效应,可表现为药效加强或副作用减轻,也可表现为药效减弱或毒副作用增强,甚至出现一些新的不良表现。

药物在体外的相互作用又称配伍禁忌,即两种或两种以上的药物在体外同一容器中调配在一起时,药物与药物、药物与溶媒等之间发生理化反应而使药效降低或毒性增强的现象。

(1) 药物相互作用对药效的影响:①协同作用:如青霉素和庆大霉素合用。②敏感化作用:排钾利尿药易诱发强心苷中毒。③拮抗作用:吗啡和纳洛酮。④增加不良反应:肝素与阿司匹林、双嘧达莫、非甾体抗炎药、右旋糖酐合用,有增加出血的危险;氨基糖苷类与依他尼酸、呋塞米、万古霉素合用,可增加耳毒性和肾毒性。

(2) 药物相互作用对体内过程的影响:①影响吸收:四环素类与药物中的二价以上的金属离子如 Al^{3+},Ca^{2+},Mg^{2+},Fe^{2+},Fe^{3+} 等形成配合物,相互影响吸收;抗胆碱药(如阿托品、颠茄)可延缓排空;甲氧氯普胺、多潘立酮、西沙必利可加快排空,减少吸收。②影响分布:药物与血浆蛋白结合时,药物间会发生置换现象,即与血浆蛋白亲和力强的药物置换亲和力弱的,使后者游离型增多,疗效增强。③影响代谢:巴比妥类、苯妥英钠、卡马西平、利福平为肝药酶诱导剂,可以加速自身及合用的药物的代谢而使疗效减弱;氟康唑、红霉素、异烟肼、西咪替丁为肝药酶抑制药,可以减慢自身及合用的药物的代谢而使血药浓度增加,作用增强,甚至中毒。

(3) 药物的体外配伍禁忌:静脉注射、静脉滴注及肠外营养液等溶液的配伍中较常见,包括药液的浑浊、沉淀、变色和活性降低等变化。如青霉素与巴比妥类、阿托品、氨力农、普鲁卡因胺、拉贝洛尔、缩宫素、酚妥拉明、维生素类等配伍可出现浑浊、沉淀、变性和活性降低,与碳酸氢钠、氢化可的松混合可发生透明度不改变而效价降低的潜在性变化。

(五) 处方点评

《处方管理办法》和 2010 年卫生部下发的《医院处方点评管理规范(试行)》都指出医疗机构应当建立处方点评制度,填写处方评价表,对处方实施动态监测及超常预警,登记并通报不合理处方,对不合理用药及时予以干预。不合理处方包括不规范处方、用药不适宜处方及超常处方。

1. 不规范处方

(1) 处方的前记、正文、后记内容缺项,书写不规范或者字迹难以辨认的;

(2) 医师签名、签章不规范或者与签名、签章的留样不一致的;

(3) 药师未对处方进行适宜性审核的(处方后记的审核、调配、核对、发药栏目无审核调配药师及核对发药药师签名,或者单人值班调剂未执行双签名规定);

(4) 新生儿、婴幼儿处方未写明日、月龄的;

(5) 西药、中成药与中药饮片未分别开具处方的;

(6) 未使用药品规范名称开具处方的;

(7) 药品的剂量、规格、数量、单位等书写不规范或不清楚的;

(8) 用法、用量使用"遵医嘱"、"自用"等含糊不清字句的;

(9) 处方修改未签名并注明修改日期,或药品超剂量使用未注明原因和再次签名的;

(10) 开具处方未写临床诊断或临床诊断书写不全的;

(11) 单张门急诊处方超过五种药品的;

(12) 无特殊情况下,门诊处方超过 7 日用量,急诊处方超过 3 日用量,慢性病、老年病或特殊情况下需要适当延长处方用量未注明理由的;

(13) 开具麻醉药品、精神药品、医疗用毒性药品、放射性药品等特殊管理药品处方未执行国家有关规定的;

(14) 医师未按照抗菌药物临床应用管理规定开具抗菌药物处方的;

（15）中药饮片处方药物未按照"君、臣、佐、使"的顺序排列，或未按要求标注药物调剂、煎煮等特殊要求的。

2. 用药不适宜处方

（1）适应证不适宜的；

（2）遴选的药品不适宜的；

（3）药品剂型或给药途径不适宜的；

（4）无正当理由不首选国家基本药物的；

（5）用法、用量不适宜的；

（6）联合用药不适宜的；

（7）重复给药的；

（8）有配伍禁忌或者不良相互作用的；

（9）其他用药不适宜情况的。

3. 超常处方

（1）无适应证用药；

（2）无正当理由开具高价药的；

（3）无正当理由超说明书用药的；

（4）无正当理由为同一患者同时开具2种以上药理作用相同药物的。

二、实训任务

1. 处方的资质与内容审查。

2. 处方的剂量与适宜性审核。

3. 处方审核结果的分类。

处方1：

××市××医院　处方笺

姓名<u>陈＊＊</u>　性别<u>男</u>　年龄<u>54</u>岁　科室<u>内分泌科</u>　门诊号<u>1322</u>　处方号<u>235</u>

费别：公费□　医保☑　合医□　其他□　　日期 <u>2011</u> 年 <u>6</u> 月 <u>18</u> 日

诊断：<u>2 型糖尿病</u>

R：

格列本脲片　2.5 mg×100

用法：2.5 mg　饭前服　t. i. d.

消渴丸　0.25 g×300

用法：0.25 g　饭前服　t. i. d.

医师：＊＊＊　　　　　　　　　　　　　　　　　　　　　　药品金额：¥＊＊＊

审核：＊＊＊　　　　　调配：＊＊＊　　　　　核对：＊＊＊　　　　　发药：＊＊＊

处方 2：

××市××医院 处方笺

姓名<u>李＊＊</u> 性别<u>女</u> 年龄<u>24</u>岁 科室<u>耳鼻喉科</u> 门诊号<u>1125</u> 处方号<u>223</u>
费别:公费□ 医保□ 合医☑ 其他□ 日期 2011 年 10 月 6 日
诊断:急性鼻炎

R:

    呋麻滴鼻液 10 ml×1 支

    用法:滴鼻 t.i.d.

    曲安奈德鼻喷剂 6 ml×1 支

    用法:喷鼻 q.d.

医师:＊＊＊   药品金额:¥＊＊＊

审核:＊＊＊   调配:＊＊＊   核对:＊＊＊   发药:＊＊＊

处方 3：

××市××医院 处方笺

姓名<u>程＊＊</u> 性别<u>男</u> 年龄<u>3</u>岁 科室<u>呼吸内科</u> 门诊号<u>1235</u> 处方号<u>132</u>
费别:公费□ 医保□ 合医□ 其他☑ 日期 2012 年 11 月 6 日
诊断:上呼吸道感染

R:

    赛庚啶片 2 mg×60

    用法:0.7 片 口服 q.n.

    复方氨芬甲麻口服液 100 ml×1 瓶

    用法:5 ml 口服 t.i.d.

    小儿消积止咳口服液 10 ml×6 支

    用法:10 ml 口服 t.i.d.

医师:＊＊＊   药品金额:¥＊＊＊

审核:＊＊＊   调配:＊＊＊   核对:＊＊＊   发药:＊＊＊

处方 4:

××市××医院 处方笺

姓名<u>李</u>*　性别<u>女</u>　年龄<u>36</u>岁　科室<u>泌尿科</u>　门诊号<u>1125</u>　处方号<u>223</u>

费别:公费□　医保□　合医☑　其他□　日期 <u>2011</u> 年 <u>9</u> 月 <u>16</u> 日

诊断:<u>下尿路感染</u>

R:

　　左氧氟沙星片　100 mg×12 片

　　用法:200 mg　口服　b.i.d.

　　银华泌炎灵片　0.5 g×24 片

　　用法:2.0 g　口服　q.i.d.

医师:***　　　　　　　　　　　　　　　　　　　　　　药品金额:¥***

审核:***　　　　　　　调配:***　　　　　　核对:***　　　　　发药:***

处方 5:

××市××医院 处方笺

姓名<u>胡</u>**　性别<u>女</u>　年龄<u>成</u>　科室<u>心血管内科</u>　门诊号<u>1352</u>　处方号<u>262</u>

费别:公费□　医保☑　合医□　其他□　日期 <u>2012</u> 年 <u>7</u> 月 <u>8</u> 日

诊断:<u>高血压病</u>

R:

　　非洛地平缓释片　5 mg×20

　　用法:5 mg　按医嘱

医师:***　　　　　　　　　　　　　　　　　　　　　　药品金额:¥***

审核:***　　　　　　　调配:***　　　　　　核对:***　　　　　发药:***

处方 6：

××市××医院　处方笺

姓名<u>郭 *</u>　性别<u>男</u>　年龄<u>63 岁</u>　科室<u>心血管内科</u>　门诊号<u>2327</u>　处方号<u>206</u>

费别：公费□　医保□　合医☑　其他□　　日期 2011 年 12 月 11 日

诊断：心室早搏

R：

　　阿司匹林肠溶片　0.1 g×30 片

　　用法：0.1 g　口服

　　稳心颗粒　9 g×9 袋

　　用法：9 g　口服　t. i. d.

　　心宝丸　60 mg×20 粒

　　用法：180 mg　口服

医师：***　　　　　　　　　　　　　　　　　　　　　　　　药品金额：¥***

审核：***　　　　　　　调配：***　　　　　　核对：***　　　　　发药：***

处方 7：

××市××医院　处方笺

姓名<u>聂 **</u>　性别<u>男</u>　年龄<u>42 岁</u>　科室<u>呼吸内科</u>　门诊号<u>2126</u>　处方号<u>168</u>

费别：公费□　医保□　合医☑　其他□　　日期 2011 年 12 月 11 日

诊断：肺炎

R：

　　5％葡萄糖注射液　500 ml×1 瓶

　　用法：500 ml　静脉滴注　q. d.

　　青霉素粉针剂　80 万 U×5 支

　　用法：400 万 U　静脉滴注　q. d.

　　维生素 C 注射液　0.2 g×2 支

　　用法：0.2 g　静脉滴注　q. d.

医师：***　　　　　　　　　　　　　　　　　　　　　　　　药品金额：¥***

审核：***　　　　　　　调配：***　　　　　　核对：***　　　　　发药：***

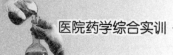
处方 8：

××市××医院　处方笺

姓名<u>江</u>＊　性别<u>男</u>　年龄<u>84</u>岁　科室<u>心血管内科</u>　门诊号<u>1126</u>　处方号<u>265</u>

费别：公费□　医保□　合医☑　其他□　日期 <u>2012</u>年<u>10</u>月<u>26</u>日

诊断：<u>冠心病</u>

R：

地高辛片　0.25 mg×100 片

用法：5 片　口服　b.i.d.

曲安奈德新霉素贴膏　28 贴

用法：1 贴　b.i.d.

一清胶囊　0.5 g×60 粒

用法：1.0 g　口服　b.i.d.

医师：＊＊＊　　　　　　　　　　　　　　　　　　药品金额：¥＊＊＊

审核：＊＊＊　　　　调配：＊＊＊　　　　核对：＊＊＊　　　发药：＊＊＊

三、实训用物

实训场地为模拟药房，处方若干张。

四、实施要点

1. 先组建学习小组　每班分出若干个小组，每个小组由 3～4 名成员组成，并推选一名组长。

2. 各小组组长现场抽取 1 张处方　按照处方审核内容程序，小组成员扮演药师，分工合作，开始对处方进行审核，分析讨论，总结；每小组推选 1 名同学围绕以下审核内容发言讲解：

(1) 书写规范：逐项审核前记、正文和后记是否清晰、完整，有无修改；处方笺的正确选用。

(2) 处方用量与药品数目：用药剂量的正确性，单张处方药品种类数目。

(3) 处方用药适应性：处方用药与临床诊断的相符性；用法的正确性，选用剂型与给药途径的合理性；是否有重复用药现象。

(4) 药物相互作用：对药效和(或)对体内过程的影响；是否有配伍禁忌会发生潜在的理化反应。

(5) 处方点评：处方是否合理；如果是不合理处方，应归属于哪一类。

3. 针对实训内容，分析讨论，最后归纳总结。

 实训思考

1. 处方审核包括哪些主要内容？

2. 处方对特殊药品用量是如何规定管理的？

3. 处方中可能会出现哪些错误，该如何避免？

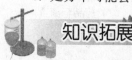 **知识拓展**

处方审核与处方点评是国家《处方管理办法》、《医院处方点评管理规范(试行)》的要求，可

提高医院处方合格率,指导临床合理用药,为患者提供安全、经济、高效的药学服务。

处方审核是指药师在配方操作之前对处方所写的各项内容进行全面认真审阅核准的过程(如审方时除看清处方的姓名、年龄、性别、临床诊断等内容外,还必须对处方药名、用量用法、因人用药、配伍禁忌等内容的适宜性进行审核),它是药品调剂工作的首要环节,是提高配方质量,保证患者用药安全有效的关键。处方点评是根据相关法规、技术规范,对处方书写的规范性及药物临床应用的合理性(如用药适应证、药物选择、给药途径、用法用量、药物相互作用、处方费用等)进行评价,发现存在或潜在的问题,制定并实施干预和改进措施,促进临床药物合理应用的过程。处方点评是调剂后的药物应用评价,不能与处方审核混淆。处方点评的思路与处方审核基本相同,只有事前与事后的区别。

 处方审核评分标准

班级:　　　　姓名:　　　　学号:　　　　得分:

项　目	分　值 (100)	操作实施要点	得　分
课前素质要求 (5分)	5	按时上课,有实训预习报告	
操作过程	操作前准备 (5分)	5	穿衣带帽,着装整洁;物品准备齐全、完好	
	操作中 (70分)	15	处方权限是否正确;处方前记、正文和后记书写是否规范、清晰、完整;处方笺选用是否正确	
		15	处方用量与药品数;用药剂量的正确性;单张处方药品种类数	
		15	处方用药适应性;处方用药与临床诊断的相符性;用法的正确性,选用剂型与给药途径的合理性;是否有重复用药现象	
		15	药物相互作用:对药效和(或)对体内过程的影响;是否有配伍禁忌,能否发生潜在的理化反应	
		10	处方点评:处方是否合理;如果是不合理处方,应归属于哪一类	
	操作后整理 (5分)	5	清洁、整理实训室,摆放好物品	
评　价(15分)	15	态度认真,操作规范熟练	
总　分			

监考老师:　　　　　　　　　　　　考核时间:

（刘　玮）

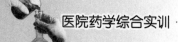

项目二　门诊药房处方调剂

实验预习

1. 预习门诊药品调剂概念与流程。
2. 预习门诊药品调剂的主要内容。

实验目的

1. 掌握门诊药品调剂的程序。
2. 掌握门诊药品调剂的操作技能。
3. 学会处方调配差错的防范与处理。

实训内容

一、实训相关知识介绍

门诊处方调剂是指医院药剂科取得药学专业技术资格的调剂工作人员,按医师处方进行正确调配和发药的过程。一般流程包括:准备→收方→划价→审核处方→调配药品→核对处方→发药→处方统计整理→交接班→结束 10 个程序。药学专业技术人员应按操作规程进行处方调剂。

（一）准备

做好处方调剂工作前的准备是医院对药剂人员的规范性要求,必须按规定认真做好。包括更衣、佩戴工作牌、交接班、进岗等事项。

1. 更衣　是在更衣室更换工作服、工作帽的过程。首先进入更衣室(或生活间)更换工作服,戴好工作帽;其次把换下的衣、帽放入指定地方;最后对镜自检,衣帽整洁(图 2-1)。

2. 佩戴工作牌　工作牌是个人在医院中身份、职业、技术能力的展现,是个人在工作期间的标志。因此,要求所有员工都要按要求规范佩戴工作牌。

3. 交接班　当日值班的药剂人员,穿戴完毕后,从生活区进入调配室与前班药剂人员进行交接班,保持调剂室 24 小时工作的连续性。

4. 进岗　药剂人员接班后进入调配室各自工作岗位,待命。要求进岗后不准擅自离开岗位,不准在调剂室接待客人,不得边工作边聊天,操作电脑要严格遵守操作规程。

（二）收方

收方是指从病人处接收医生处方。收方时要注意礼仪及礼貌用语。

医院门诊药房是展示医院良好形象的一个窗口,在门诊药房从事处方调剂的药剂人员每时每刻都代表着医院的形象,所以,优雅的举止及热情礼貌的语言不仅是自我良好形象

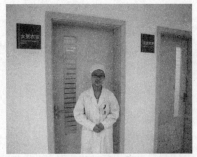

图 2－1　药剂人员进岗前准备

的表现,能给人以美的感受和愉悦心情,保持精神状态;同时,良好的形象也是对别人的尊重,是医院整体形象的体现。

（三）划价

划价是指药剂人员根据处方所列药品的数量,计算药品价格,并标明在处方上的过程。

1. 依次计算　按规定程序向电脑中输入药品的名称、规格、数量。划价时要按处方所列药品顺序依次输入,不得颠倒,以免出现差错。药品单价已存入电脑,不需输入。处方中所有药品输入完毕确认后,电脑自动计算出药品总价。

药价＝∑药品单价×药品数量

例:**药×18 片　　2 片　　t. i. d.

计算方法:药价＝单价/片×18 片

使用电脑计价,保证输入的药名、规格、数量准确;没有使用电脑的药房,用上述方法人工计算,要认真仔细。

2. 打印药品清单　按规定程序,打印药品清单。

3. 记价　划价人员要把计算的药价填写在处方的相应处,并签字,以示负责。

4. 通知病人交费　把计价完毕的处方或打印好的药品清单交给患者,告知患者到收费处缴费。

（四）审方

审方是保证患者安全、有效、合理、经济用药的重要一关（图 2－2）,是一项技术性要求很高的工作,要求药学人员要有较全面的药学知识与技能。审核的专业内容如下:

1. 逐项审核处方前记、正文、后记是否规范、完整（见项目一 "处方审核"）。

2. 谨慎读方,严防相似药品名称的混淆。

（1）部分容易混淆的中文药名;

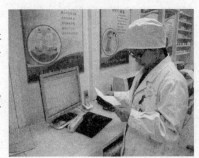

图 2－2　药剂人员在审方

（2）部分容易混淆的外文药名。

3. 防止同名异物、同名同物但规格不同作用各异的药品串用。

（1）药名相同的复方制剂，所含某一成分不同；

（2）药名、成分完全相同，但药品的规格、剂量不同，作用不同。

（五）调配（图2-3）

1. 阅览处方　要仔细阅读处方，发现问题及时与收方人员联系解决。无误后，按照药品顺序逐一调配。

2. 按序调配　调配时要精神集中，调配好一张处方的所有药品后再调配下一张处方，以免发生差错。

3. 在调剂处方过程中必须做到"四查十对"　"四查十对"是：一查，查处方，对科别、姓名、年龄；二查，查药品，对药名、剂型、规格、数量；三查，查配伍禁忌，对药品性状、用法用量；四查，查用药合理性，对临床诊断。

4. 对账　对贵重药品及麻醉药品等分别登记账卡，要认真对账，并做到账物相符。

5. 注意有效期　注意药品的有效期，检查药品的外观质量。有效期是指药品在一定贮存条件下，质量能够得到保证的期限。

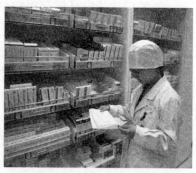

图2-3　药剂人员在调配

6. 包装与标示　对需分装的药品进行包装，并在分装袋上写上药名、规格、用法、用量、用药注意事项（如餐前、餐后、冷藏保存、驾车司机不宜服用、需振荡混合后服用等）及有效期限；在药盒或药瓶上贴上用法、用量标签，标注务必明确易懂。对需要特殊保存的药品加贴醒目的标签提示患者注意，如"置2～8 ℃保存"。

7. 签字并将调配好的药品传至发药柜台。

（六）核对

再次全面认真地审核一遍处方内容，逐个核对处方与调配药品的规格、剂量、用法、用量是否一致（图2-4）。逐个检查药品的外观质量是否合格（包括形状、色、味和澄明度）。若发现调配有误，应将药品退回配方人，并及时更正。在核对剂量时对老年人和婴幼儿患者尤应仔细。核对后签名或盖名章以示负责。

（七）发药

发药是指将调配好并已核对过的药品发给患者的过程。发药是处方调剂工作的最后环节，必须把好这一关。

1. 核对患者姓名　发药时应呼唤患者姓名，核对患者姓名，以确保将药物发给相应的患者，防止张冠李戴。

2. 逐个发药，详细说明　将处方中药品逐个发给患者时，应当对患者进行用药说明与指导，交代每种药品的服用方法和注意事项，同一种药品有2盒以上时，需要特别交代；发药时还应注意尊重患者隐私。

3. 提供咨询服务　当患者咨询有关用药问题时，药学人员应当热情、认真、详细、正确地予以解答，尽可能满足患者对用药知识的需求，更多地为患者提供用药咨询服务。

4. 主动了解患者用药史　在处方中有可能会导致患者产生过敏的药品，因此，对一些易产生过敏反应的药品，药剂人员要主动了解患者的用药史，确定有无过敏反应史。对有过敏反应的药品，要及时让患者与处方医师联系更换，避免出现意外。

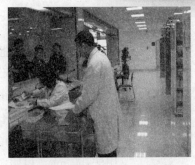

图 2-4　药剂人员在核对发药

5. 做好药品不良反应登记报告工作　对患者反映的用药不良反应，应及时收集记录，做好登记报告工作。

6. 签字　发药完成后，发药人要在处方相应处签名，以示负责。签名要签全名，不准只签姓或名。为保证患者用药安全，药品一经发出，不得退换。

（八）处方统计整理

处方统计是药房的一项重要工作，是药房计算工作量、进行经济核算的重要措施和手段。一天的处方调配工作完成后，当班药剂人员要把当天的处方进行统计整理。处方统计整理工作包括：统计→登记→封装→签字 4 个环节。

1. 统计　要求统计数字要准确无误。统计内容：①处方数量：计算出当天调配处方的数量；②处方金额：计算出当天调配处方的金额；③药品数量：计算出当天调配的统计药品数量（包括麻醉药品、精神药品、毒性药品、贵重药品）。

2. 登记　把统计数字记入相应表格、账册的过程称为登记。登记中要认真细致，统计数字准确，登记准确规范，避免差错。

3. 封装　把调配的处方进行整理、加封面装订的过程称为封装处方。要求处方封装整齐、规范。封装处方操作：①把当天已调配好的处方叠放在一起，整理整齐，封装好；②放入规定的地方保管。

4. 签字　处方统计人员要在"处方封面"和"统计药品日消耗统计表"相应处签字，以示负责。要求签字位置正确，并签全名。

（九）交接班

交班是指值班人员下班前与前来接班的药剂人员进行工作交接的过程。交接班制度保证了调剂室 24 小时工作的连续性。

交接的主要内容：①清点麻醉药品、一类精神药品及贵重的药品，核对数量；②新增（减）药品和本班药价变化；③药品供应情况；④本班未完成需下班继续完成的工作；⑤认真填写交接班记录，交接事项完成后，交、接双方在交接记录本上相应处签字。

（十）结束

以上交接工作完成后，按药房有关规定清洁卫生，到生活间更换下工作服、工作帽放到规定地方后结束工作。

二、实训任务

完成门诊药品处方调剂技能操作。

处方1：患者，男，43 岁，临床诊断为糖尿病。

  R：二甲双胍片 500 mg×20 片

    用法：500 mg 口服 t. i. d.

    阿卡波糖片 50 mg×30 片

    用法：50 mg 口服 t. i. d.

    格列齐特缓释片 30 mg×30 片

    用法：30 mg 口服 b. i. d.

处方2：患者，男性，6 岁，临床诊断为急性支气管炎。

  R：阿奇霉素片 0.25 g×6 片

    用法：0.23 g 口服 q. d.

    酮替芬片 1 mg×60 片

    用法：1 mg 口服 q. n.

    先声咳喘宁口服液 10 ml×6 支

    用法：10 mg 口服 b. i. d.

处方3：患者，男性，65 岁，临床诊断为慢性胃炎。

  R：奥美拉唑镁肠溶片 20 mg×7 片

    用法：20 mg a. c. q. d.

    铝镁加口服混悬液剂 1.5 g×12 袋

    用法：1.5 g p. c. t. i. d.

    气滞胃痛颗粒(无糖) 1.5 g×12 袋

    用法：1.5 g 口服 t. i. d.

处方4：患者，女性，23 岁，临床诊断为结膜炎。

  R：普拉洛芬眼药水 5 mg：5 ml×1 支

    用法：0.1 mg O. U. q. i. d.

    妥布霉素地塞米松滴眼液 Co：5 ml×1 支

    用法：0.1 ml O. U. q. i. d.

处方5：患者，男，3 岁，临床诊断为急性扁桃体炎。

  R：0.9%葡萄糖注射液 50 ml×1 袋

用法:30 ml 静脉滴注 st.

赖氨匹林粉针剂 0.9 g×1 支

用法:0.3 g 静脉滴注 st.

处方6:患者,女性,64 岁,临床诊断为冠心病。

　　R:阿司匹林肠溶片 0.1 g×30 片

用法:0.1 g 口服 q. n.

氢氯吡格雷片 25 mg×20 片

用法:50 mg 口服 q. n.

阿托伐他汀钙片 20 mg×7 片

用法:20 mg 口服 q. n.

单硝酸异山梨酯片 20 mg×48 片

用法:20 mg 口服 b. i. d.

美托洛尔缓释片 47.5 mg×7 片

用法:23.75 mg 口服 q. d.

处方7:患者,女,62 岁,临床诊断为湿疹样皮炎。

　　R:曲普利啶胶囊 2.5 mg×20 粒

用法:2.5 mg 口服 b. i. d.

曲安奈德益康唑乳膏 15 g×1 支

用法:2 g 适量 外用 t. i. d.

尿素乳膏 50 g×1 瓶

用法:2 g 适量 外用 t. i. d.

三、实训用物

实训场地为模拟药房,药品和处方若干,装药品的小筐,药袋,标签,剪刀等。

四、实训要点

1. 先组建学习小组 每班分出若干个小组,每个小组由 3～4 名成员组成,并推选一名组长。

2. 各小组组长现场抽取 1 张处方 小组成员先审阅处方,熟悉调配程序,小组讨论调配流程,分工合作,每小组选取 1 名同学扮演患者,2～3 名同学进行现场处方调剂,过程如下:

(1) 准备:依次更衣、佩戴工作牌、交接班、进岗。

(2) 收方:注意礼仪与礼貌用语。

(3) 划价:对药品依次计算、记价、签名。

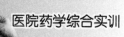

（4）审方：认真审查处方书写规范及用药的合理性。

（5）调配处方：药师调剂处方时必须做到"四查十对"；药师在完成处方调剂后，应当在处方上签名或者加盖专用签章。

（6）核对：再次查对一遍处方内容。

（7）发药：呼唤患者姓名，详细交代用法、用量、不良反应和用药注意事项等。

（8）处方统计整理：对处方进行统计、登记、封装与签字。

（9）交接班：按规定内容交接清楚，保持工作的连续性。

（10）结束：清洁卫生，到生活间更衣后结束工作。

3. 针对实训内容，分析讨论，最后归纳总结。

 实训思考

1. 门诊药房处方调剂流程有哪些？

2. 药品调配的主要过程是什么？如何避免药品调配差错？

3. 调配人员对处方中没有的药品能否用成分相同的其他药品代替？

 知识拓展

在处方调配中应避免处方调配差错。处方调配差错是在药物调配和发药操作中发生的疏忽，是医疗错误中常见的一类，关系到患者的用药安全。每位药师应做好处方调配差错的防范与处理。常见的处方调配差错包括药品名称出现差错、药品调剂或剂量差错、药品与其适应证不符、剂型或给药途径差错、给药时间差错、疗程差错、药物配伍禁忌差错以及药品标识差错等内容。调配差错出现的原因多因精神不集中或业务不熟练、选择药品错误、处方辨认不清、处方缩写不规范、药品名称相似、药品外观相似、药品分装、稀释、贴标签时出错造成的。

因此，药师必须清醒认识到自己在药品调配和给药差错干预中的地位和作用，在调配药品的各环节中，增强责任心和集中注意力，每个环节的工作人员必须掌握必要的预防措施，以减少和预防调配错误的发生。在调配处方过程中要严格做到"四查十对"、建立差错登记制度、建立首问负责制、应用现代化技术与设备等差错防范措施，增强药品调配过程的质量保证，提高调配效率，减少人为差错。

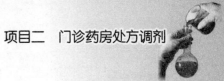

 门诊药房处方调剂评分标准

班级：　　　　　姓名：　　　　　学号：　　　　　得分：

项　目		分　值（100）	操作实施要点	得　分
课前素质要求（5分）		5	按时上课,有实训预习报告	
操作过程	操作前准备（5分）	5	物品准备齐全、完好	
	操作中（70分）	5	穿衣带帽,着装整洁;物品准备齐全、完好	
		5	穿戴整洁、规范;按交接班内容接班;进岗	
		5	收方:良好的礼仪及礼貌用语	
		5	划价:计算准确无误	
		10	审方:逐项审核前记、正文和后记是否清晰、完整;药品、剂型、剂量与用法是否正确;用药是否合理	
		10	调配:是否做到"四查十对"	
		10	核查:再一次核对处方的内容,逐个核对调配的药品、规格、剂量、用法、用量是否一致;签名或盖名章	
		5	发药:呼唤患者姓名;交代用药方法及注意事项	
		5	统计整理:统计数字与登记准确无误;处方封装整齐、规范	
		10	交班:按交班内容顺序交接清楚 结束:清洁卫生,更衣并放到规定地方	
	操作后整理（5分）	5	清洁、整理实训室,摆放好物品	
评　价(15分)		15	态度认真,操作规范熟练	
总　分				

监考老师：　　　　　　　　　　　　考核时间：

（刘　玮　刘丽萍）

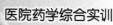

项目三　住院药房处方调剂

实验预习

1. 预习住院药品调剂概念与流程。
2. 预习住院药品调剂主要内容。

实验目的

1. 掌握住院药品调剂的程序及注意事项。
2. 掌握住院药品调剂的操作技能。
3. 学会住院药品调配差错的防范与处理。

实训内容

一、实训相关知识介绍

　　医师为住院患者开具处方除临时用药外,一般不用处方笺,而是用医嘱开具。住院药房药品调配有处方调配和按医嘱调配药物两种情况,以按医嘱调配药物为主。医师医嘱有长期医嘱和临时医嘱。一次性用药的医嘱为临时医嘱;只有用药起始时间,没有规定停药日期的医嘱为长期医嘱。长期医嘱要每天按此医嘱调配发药,直到有停药医嘱为止;只有临时医嘱,医师才用处方笺开具,由护士到药房领药。本实训项目主要介绍按医嘱调配药品。

　　医师医嘱、处方笺都是由护士送达住院药房,调配好的药品直接发给护士,而不是患者。所以,住院药房的直接服务对象是护士而不是患者,这一点与门诊药房不同。住院药房药品调剂的流程包括:准备→处理医嘱→划价→调配→核对→发药→处方统计整理→交接班→结束 9 个程序。每一环节都有具体的操作要求,药学专业技术人员应严格遵守和执行。

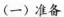

（一）准备

做好处方调剂工作前的准备是医院对药剂人员的规范性要求，必须按规定认真做好。包括更衣、佩戴工作牌、交接班、进岗等事项，参见项目二（一）准备。

（二）处理医嘱

处理医嘱是指调剂人员对医师医嘱中用药内容进行审核并打印摆药单、针剂单的过程。处理医嘱分为审核→打印摆药单和针剂单→签名3个环节。

1. 审核　审核医嘱用药是否合理是处理医嘱的核心，审核不合格的不能进入下一个环节。审核用药是一项技术性要求很高的工作，从事处理医嘱的药剂人员要有较全面的药学知识与技能。审核的主要内容：

（1）常规项目：包括患者姓名、性别、年龄、日期、科别、临床诊断、床号等项目，医师签字（章）。患者姓名要填写全名；性别项必须填写，以免对妇女用药的特殊性（妊娠期、哺乳期、月经期等）被忽视，导致不良后果；年龄要写实足年龄，不准写"成人"、"成"、"小儿"、"老人"等模糊年龄；医师签字要完整，签名样式和专用签章必须与在药房留样备查的样式相一致。

（2）处方权限要正确：开写医嘱的医师必须是在医院已取得处方权的医师。医师必须在本人处方权限内开写药品。医师不得为本人或家属开处方。

（3）医嘱书写要规范：医嘱必须用钢笔、不褪色的碳素笔或毛笔书写。医嘱用药内容不得涂改，否则须在涂改处重新签字，药师方可调配。

处方中药品名称用中文或英文书写，一般以《中华人民共和国药典》和国家药典委员会颁发的《中国药品通用名称》或经国家批准的专利药品名为准。上述资料未收载的药品可用通用名或商品名。药品简写或缩写必须为国内通用写法。

药品规格书写不得含糊，药品规格要与所开药品的说明书一致。如果没有规格，药剂人员不能配发，必须让医师修改处方，因为一种药品有时会有不同的剂型、规格和包装。

（4）用药要合理：参见项目一（四）处方用药适宜性审核内容。

2. 打印摆药单和针剂单　审核无误后，打印出摆药单（图3－1）和针剂单。摆药单中的药品为口服药品，针剂单中的药品为注射用药品。

如果没有使用电脑，需手工填写摆药单和针剂单。将长期医嘱中口服用药转抄在摆药单上，注射用药填写在针剂单上；临时医嘱口服用药不抄入摆药单，注射剂填写针剂单。

摆药单			
用药时间_____		发送时间_____	
病区_____	姓名_____	性别_____	床号_____
R:			
审核:	调配:	核对:	发药:

图3－1　摆药单样式

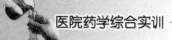

患者住院期间,医师可能会根据病情的变化不断的更换药品,同一个患者每天都有新增药品和停用某种药品的可能,因此,要根据医嘱,及时更改摆药单或针剂单。摆药单一个患者一张,针剂单一个病区一份。

打印摆药单和针剂单的实施要注意以下几个方面:①停药、加药要及时。每份医嘱都要认真核对,按照医嘱要求及时、准确地停止或新增相应药品。②正确填写摆药单和针剂单。填写摆药单和针剂单的药品大都是长期医嘱,一旦填写错误,可能会连续几天错误用药,后果不堪设想。因此,一定要认真填写,杜绝差错。③按序进行。一个患者的医嘱处理完成后再处理下一个患者的医嘱,一个病区的医嘱处理完再处理下一个病区的医嘱,按顺序进行,以免发生差错。一个病区的摆药单放在一个《摆药单簿》中,一个病区一本《摆药单簿》。

3. 签名　处理医嘱的药剂人员工作完成后要在医嘱上相应处签名,以示负责。

(三) 划价

划价是指药剂人员按处方(医嘱)所列药品及数量计算药品价格,并标明在药费单上的过程。药费单报住院处记账。住院患者只计算当天用药的药价。

1. 依次计算　按处方所列药品顺序依次计算价格,不得颠倒,以免出现差错。

2. 计算方法　药价＝∑药品单价×药品数量。药品数量＝每次用量×每日用药次数。

例:**药　3 片　bid

药品数量＝3×2＝6 片

药价＝**药单价×6 片

3. 记价　划价人员要填写药价。

4. 签字　划价人员要在《住院病人药费单》上相应处签字,以示负责。

(四) 调配

1. 固体药品的调配　调配程序:取摆药单→取服药杯→书写病人姓名和床号→调配。

(1) 取摆药单:取《摆药单簿》放在调剂台上,打开《摆药单簿》。从第一个摆药单开始,按顺序进行。

(2) 取服药杯。

(3) 书写病人姓名和床号:第一次用药的新病人,要将病人姓名和床号写在服药杯上(或贴在服药杯上),老病人可仍用其原来的服药杯,其姓名和床号已经书写过,可省去。

如果是一次性服药杯,每次使用前,都要重新写。

(4) 调配:按照摆药单将调配药品放入服药杯中,每一次服用的所有药品放入一个服药杯中,每日服用几次就需要摆几个服药杯,一般按早、中、晚顺序从上至下将服药杯按序扣放在一起。

调配药品时要求按顺序进行。首先,按床号从小到大的顺序摆药,一个病人的药品没调配完不得调配下一个病人的药品。其次,调配每一个病人的药品时按照摆药单上药品的顺序进行。最后，一个病区的药品调配完成后再调配下一个病区的药品，以免发生差错。

药品调配好后，将服药杯放入药盘中。

2. 注射剂的调配　按统计好的针剂单上的注射剂品种和数量放入药盘中发放。

3. 其他剂型药品的调配　口服液、颗粒剂、滴眼剂、软膏剂等剂型因体积较大，不能放入服药杯，可直接放入病区的领药盘中。

（五）核对

处方药品调配完成后，由其他药剂人员进行核对。核对内容：

1. 再次全面核对一遍处方（摆药单、针剂单、临时医嘱，以下同）内容；

2. 逐个核对处方与调配的药品、规格、剂量、用法、用量是否一致；

3. 逐个检查药品外观质量是否合格；

4. 核对无误后，核对人在发药单相应处签字，以示负责。

（六）发药

将调配好并已核对过的药品按病区发给药班护士。病区药班护士按要求逐一进行核对。发药操作：

按病区发药，药班护士要逐一核对药品，核对无误后，药班护士在发药单上相应处签字，以示负责。同时，发药人在发药单上相应处签字，以示负责。

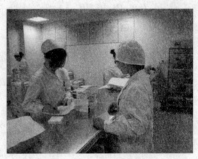

图 3 - 2　药剂人员发药

（七）处方统计整理

处方统计整理工作包括：统计→登记→封装→签字 4 个环节，统计内容包括处方数量、处方金额和统计药品数量。内容参看项目二（八）处方统计整理。

（八）交接班

保持调剂室 24 小时工作的连续性，决定了交接班制度的重要性。交接的主要内容参见项目二（九）交接班。

（九）结束

以上交接工作完成后，清洁卫生，到生活间更衣后结束工作。

二、实训任务

完成住院药品处方调剂技能操作。

处方1：患者，男，39 岁，临床诊断为慢性胃炎。

　　R：雷贝拉唑肠溶片　10 mg×14 片

　　　用法：10 mg　口服　b. i. d.

　　胃力康颗粒　10 g×20 袋

用法:10 g　口服　t. i. d.

胃复春片　0.359 g×50 片

用法:3 片　口服　t. i. d.

处方2:患者,男,49 岁,临床诊断为高血压病。

R:硝苯地平控释片　30 mg×7 片

用法:30 mg　口服　q. d.

贝那普利片　10 mg×14 片

用法:10 mg　口服　q. d.

溴己新片　8 mg×100 片

用法:8 mg　口服　t. i. d.

处方3:患者,男,11 岁,临床诊断为上呼吸道感染。

R:0.9%氯化钠注射液　100 ml×2 袋

用法:100 ml　静脉滴注　q. d.

头孢噻唑粉针剂　1.0g×4 支

用法:2.0g　静脉滴注　q. d.

5%葡萄糖注射液　250 ml×2 袋

用法:200 ml　静脉滴注　q. d.

利巴韦林针剂　0.1 g×6 支

用法:0.3 g　静脉滴注　q. d.

处方4:患者,男性,21 岁,临床诊断为腰椎间盘突出症。

R:氯诺昔康片　4 mg×20 片

用法:8 mg　口服　b. i. d.

甲钴胺片　0.5 mg×24 片

用法:0.5 mg　口服　t. i. d.

呋喃硫胺片　25 mg×100 片

用法:50 mg　口服　t. i. d.

祖师麻片　0.3 g×36 片

用法:0.9 g　口服　t. i. d.

处方5:患者,男,46 岁,临床诊断为乙肝后肝硬化腹水。

　　　　R:呋塞米片　　20 mg×14 片

　　　　用法:20 mg　口服　b. i. d.

　　　　螺内酯片　　20 mg×28 片

　　　　用法:40 mg　口服　b. i. d.

处方6:患者,女,57 岁,临床诊断为糖尿病。

　　　　R:门冬胰岛素30 注射液　　300 U×2 支

　　　　用法:16 U　皮下注射　b. i. d.

　　　　阿卡波糖片　　50 mg×30 片

　　　　用法:50 mg　口服　b. i. d.

处方7:患者,男,2 岁,临床诊断为肾母细胞瘤。

　　　　R:0.9%氯化钠注射液　　50 ml×1 瓶

　　　　用法:20 ml　静脉滴注　st.

　　　　长春新碱针剂　　1 mg×1 支

　　　　用法:0.7 mg　静脉滴注　st.

三、实训用物

实训场地为模拟药房,药品和医嘱(处方)若干,服药杯,摆药单,针剂单等。

四、实训要点

1. 先组建学习小组　　每班分出若干个小组,每个小组由 3～4 名成员组成,并推选一名组长。

2. 各小组组长现场抽取 1 张处方　　小组成员先审阅处方,熟悉调配程序,小组讨论调配流程,分工合作,每小组选取 1 名同学扮演护士,2～3 名同学进行现场处方调剂,过程如下:

(1) 准备:依次更衣、佩戴工作牌、交接班、进岗。

(2) 处理医嘱:按照审核、打印摆药单和针剂单、签名 3 个流程操作。

(3) 划价:对药品依次计算、记价、签名。

(4) 调配:根据不同剂型的药物,按规定进行调配。

(5) 核对:对已调配好的药品,由非调配处方人员进行核对。

(6) 发药:将核对过的药品发给药班护士。

(7) 处方统计:对处方进行统计、登记、封装与签字。

(8) 交接班:按规定内容交接清楚,保持工作的连续性。

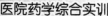

（9）结束：清洁卫生，到生活间更衣后结束工作。

3. 针对实训内容，分析讨论，最后归纳总结。

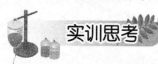

实训思考

1. 住院药房处方调剂流程有哪些？其主要内容是什么？

2. 交接班的内容有哪些？

3. 处方统计整理的操作程序是什么？

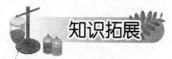

知识拓展

拆零药品是指因医嘱需要将药品从最小包装（如药瓶或药盒）中取出，分装入其他包装材料的药品。住院部药房分发到各科室的口服药物即属拆零药品。药剂人员在拆零药品前后的一系列工作中应该认真、仔细、严格、规范，如拆零药品的取用、拆零药品质量把关、拆零药品服用的说明以及注意事项等。因此，为了确保拆零药品质量和患者用药的安全有效，应采取以下措施加强拆零药品的管理：

第一，应制定拆零药品管理制度并严格执行，做到拆零数量准确无误；第二，应设置拆零药品专柜，配备拆零工具，如药勺、瓷盘、锥子、剪刀、拆零药袋、医用手套等，并保持拆零工具的清洁卫生；第三，拆零前应仔细检查药品的外观质量，凡发现质量可疑及外观形状不合格的药品不可拆零使用；第四，药品拆零时，将药品放入拆零药袋中，并注明品名、规格、数量、用法、用量、批号、有效期等项目；第五，拆零后的药品应集中存放于拆零药品专柜中，拆零后的剩余药品装入原瓶并加盖，注意防潮，以防变质或污染。

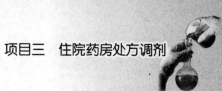

住院药房处方调剂评分标准

班级：　　　　姓名：　　　　学号：　　　　得分：

项　目	分　值(100)	操作实施要点	得　分
课前素质要求 （5分）	5	按时上课，有实训预习报告	
操作过程	操作前准备 （5分）	5	物品准备齐全、完好	
	操作中 （70分）	5	穿衣带帽，着装整洁；物品准备齐全、完好	
		5	穿戴整洁、规范；按交接班内容接班；进岗	
		5	处理医嘱：①审核处方：常规项目完整；权限正确；正文书写规范；用药合理　②摆药单和针剂单　③签名：规范	
		5	划价：计算准确无误	
		15	调配：认真阅览摆药单和针剂单，按序调配，注意药品批准文号和有效期，调配药品必须与处方所列药品完全相同	
		10	核对：再一次核对处方的内容，逐个核对调配的药品、规格、剂量、用法、用量是否一致；签名或盖名章	
		10	发药：按病区向药班护士发药，仔细核对，药班护士与发药人分别在相应处规范签字	
		10	统计整理：统计数字与登记准确无误；处方封装整齐、规范	
		5	交班：按交班内容顺序交接清楚 结束：清洁卫生，更衣并放到规定地方	
	操作后整理 （5分）	5	按要求清理调剂台、在药橱内摆放好所有药品	
评　价（15分）		15	态度认真，操作规范熟练	
总　分				

监考老师：　　　　　　　　　　　　　　　考核时间：

（刘　玮　刘丽萍）

项目四　静脉用药集中调配技能

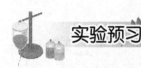 实验预习

1. 预习静脉用药集中调配的意义及静脉用药调配中心的工作流程。
2. 预习静脉用药调配的无菌操作规程。

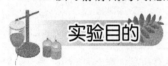 实验目的

1. 掌握静脉用药集中调配操作流程。
2. 掌握静脉用药调配的无菌操作规程与技术。

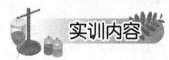 实训内容

一、实训相关知识介绍

静脉用药集中调配:是指医疗机构药学部门根据医师处方或用药医嘱,经药师进行适宜性审核,由药学专业技术人员按照无菌操作要求,在洁净环境下对静脉使用药物进行加药混合调配,使其成为可供临床直接静脉输注使用的成品输液操作过程。

静脉用药集中调配的目的是为了提升静脉输液成品质量,促进临床静脉用药安全、有效、经济、适当。医疗机构应当设置静脉用药调配中心(室)(Pharmacy intravenous admixture service,PIVAS),在符合国际标准、依据药物特性设计的操作环境下,对全静脉营养、细胞毒性药物和抗生素等静脉药物进行混合调配。

静脉用药调配中心(室)的工作流程为:临床医师开具静脉输液治疗处方或用药医嘱→药师审核→打印标签→贴签摆药→核对→混合调配→输液成品核对→输液成品包装→分病区放置于密闭容器中、加锁或封条→由工人送至病区→病区药疗护士开锁(或开封)核对签收。

（一）静脉用药集中调配具体操作规程

1. 临床医师开具用药医嘱（处方）　医师根据对患者的诊断或治疗需要，遵循安全、有效、经济的合理用药原则，开具用药医嘱（处方），用药医嘱（处方）信息应完整、清晰。

病区按规定时间将患者次日需用的静脉输液的长期医嘱（处方）传送至静脉用药调配中心（室）。临时医嘱按照各医疗机构实际情况执行。

2. 审核用药医嘱（处方）　负责医嘱（处方）审核的药师逐一核对患者静脉输液医嘱（处方），审核确认其正确性、合理性与完整性。主要包括以下内容：

（1）形式审查：用药医嘱内容是否正确、完整、清晰；

（2）分析鉴别临床诊断与所选用药品的相符性；

（3）确认遴选药品品种、规格、给药途径、用法、用量的合理性与适宜性，防止重复给药；

（4）确认单一或多种静脉药物配伍的适宜性，分析药物的相容性与稳定性；

（5）规定应做过敏试验的药品，确认患者无过敏情况；

（6）确认选用溶媒的适宜性；

（7）确认药物与包装材料的相容性；

（8）确认药物严重或者特殊不良反应等重要信息；

（9）需与医师进一步核实的任何疑点或未确定的内容。

对用药医嘱（处方）存在错误的，应及时与开具医嘱（处方）的医师沟通，请其调整并签名。因病情需要的超剂量等特殊用药，医师应再次签名确认。对用药医嘱（处方）存在错误而医师不同意修改的，应拒绝调配，并报请医务部门和药学部门协调解决。

3. 打印标签与标签管理

（1）经药师审核通过的用药医嘱（处方），经记账处理，汇总数据后以病区为单位，将用药医嘱（处方）打印成输液处方标签（简称：输液标签）。核对输液标签上患者姓名、病区、床号、病历号、日期，将输液标签按处方性质和用药时间顺序排序后，放置于不同颜色（区分批次）的容器内，以方便调配操作。

（2）输液标签由电脑系统自动生成编号，编号方法由各医疗机构自行确定。

（3）打印输液标签一式二联或者打印输液标签一份，并同时打印一份审方单（明细单），输液标签贴于输液袋（瓶）上，输液标签或者审方单（明细单）应有各岗位操作人员签名或盖签章，由静脉用药调配中心（室）保存一年备查。

（4）输液标签内容除符合相关的要求外，还应注明需要特别提示的下列事项：①含有过敏性药物或某些特殊药物的输液标签，应有明显标识。②对药师在摆药准备或者调配时需特别注意的事项作提示性注解。如用药浓度换算、非整包装使用的药物等。③临床用药过程中需特别注意的事项。如特殊滴速、避光滴注、特殊用药监护等。

4. 贴签摆药与核对

(1) 核对输液标签:摆药前药师应仔细阅读、核查输液标签是否准确、完整,如有错误或不全,应告知审方药师校对纠正。

(2) 摆药:按输液标签所列药品顺序摆备,按其性质、不同用药时间,分批次将药品放置于不同颜色的容器内;按病区、按药物性质不同放置于不同的混合调配区内。

(3) 摆药核对:摆药时需检查药品的品名、剂量、规格等是否符合标签内容,同时注意药品的完好性及有效期,并签名或者盖签章。

(4) 摆药注意事项:①摆备药品时,确认同一患者所用同一种药品的批号应是相同的。②摆好的药品应清洁后方可传递入洁净室。③每日应对用过的容器按规定进行整理擦洗、消毒,以备下次使用。

(5) 摆药准备室补充药品:①每日完成摆药后,应及时对摆药准备室短缺的药品进行补充,并应有两人校对。②补充的药品应在专门区域拆除外包装,同时要查看药品的有效期、生产批号、药品质量等,严防错位,如有尘埃,需擦拭清洁后再上架。③补充药品时,应注意药品有效期,遵循先进先用、近期先用的原则。④对高危药品应有特殊标识和固定摆药位置,如氯化钾注射剂等。

(6) 摆药核对操作规程:①将输液标签整齐地贴在输液袋(瓶)上,但不得将原始标签覆盖。②药师(必须是第二者)校对摆备药品的正确性,签名或盖签章。③将摆有注射剂与贴有标签的输液袋(瓶)的容器通过传递窗送入洁净区操作间,按病区摆放于药架(车)上。

5. 静脉用药调配操作规程

(1) 调配操作前准备

①在调配操作前 30 分钟,按操作规程启动洁净间和层流工作台净化系统,并确认其处于正常工作状态,操作间室温控制于 20～25 ℃、湿度在 70% 以下、室内外压差符合规定,操作人员记录并签名(图 4-1)。

②接班工作人员先阅读交接本记录,对有关问题应及时处理。

③按更衣操作规程(表 4-1),进入洁净区操作间,首先用 75% 乙醇的无纺布从上到下、从内到外擦拭层流洁净台内部的各个部位。

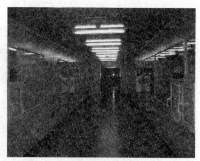

图 4-1　静脉用药调配中心(室)洁净区通道

表4-1　静脉用药调配中心(室)人员无菌操作规程

进出区域	无菌要求
1. 进出辅助工作区	更换该中心(室)工作服、工作鞋和工作帽
2. 进入十万级洁净区规程(一更)	(1) 换下普通工作服和工作鞋,按六步手清洁消毒法消毒手并烘干
	(2) 穿好指定服装并戴好工作帽、口罩
3. 进入万级洁净区规程(二更)	(1) 更换洁净区专用鞋、洁净隔离服
	(2) 手消毒,戴一次性手套
4. 离开洁净区规程	(1) 临时外出,在二更室脱下洁净隔离服及帽子、口罩整齐放置,一次性手套丢入污物桶内;在一更室更换工作服和工作鞋
	(2) 重新进入洁净区时,必须按以上更衣规定程序进入洁净区
	(3) 当日调配结束时,脱下的洁净区专用鞋、洁净隔离服进行常规消毒,每周至少清洗2次;一次性口罩、手套一并丢入污物桶

(2) 将摆好药品容器的药车推至层流洁净操作台附近相应的位置。

(3) 调配前的校对:调配药学技术人员按输液标签核对摆备的药品名称、规格、数量、有效期等的准确性和药品完好性,确认无误后,进入加药混合调配操作程序。

(4) 调配操作程序(图4-2)

①选用适宜的一次性注射器,拆除外包装,旋转针头连接注射器,确保针尖斜面与注射器刻度处于同一方向,将注射器垂直放置于层流洁净台的内侧。

②用75%乙醇消毒输液袋(瓶)的加药处,放置于层流洁净台的中央区域。

③用75%乙醇消毒安瓿瓶颈或西林瓶胶塞,并在层流洁净台侧壁打开安瓿,应避免对着高效过滤器打开,以防药液喷溅到高效过滤器上。

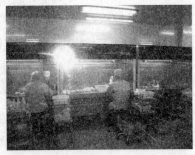

图4-2　药学技术人员在调配

④抽取药液时,注射器针尖斜面应朝上,紧靠安瓿瓶颈口抽取药液,然后注入输液袋(瓶)中,轻轻摇匀。

⑤溶解粉针剂,用注射器抽取适量静脉注射用溶媒,注入粉针剂的西林瓶内,必要时可轻轻摇动(或置震荡器上)助溶,全部溶解混匀后,用同一注射器抽出药液,注入输液袋(瓶)内,轻轻摇匀。

⑥调配结束后,再次核对输液标签与所用药品名称、规格、用量,准确无误后,调配操作人员在输液标签上签名或者盖签章,并将调配好的成品输液和空西林瓶、安瓿与输液标签副联或者

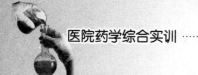

审方单(明细单)一并放入筐内,以供检查者核对。

⑦通过传递窗将成品输液送至成品核对区,进行成品核对包装程序。

⑧输液调配操作完成后,应立即清场,用清水或75%乙醇的无纺布擦拭台面,除去残留药液,不得留有与下批输液调配无关的药物、余液、注射器和其他物品。

(5)每天调配完毕后,按调配操作规程规定的清洁消毒操作程序进行清洁消毒处理。

(6)静脉用药调配注意事项

①静脉用药调配所用的药物,如果不是整瓶(支)用量,则必须将实际所用剂量在输液标签上明显标识,以便校对。

②不影响质量、可以多次重复使用的剩余药品,应按照药品说明书的要求及时置于准备区的冷藏柜内,尽量缩短该药在室温下存放的时间。

③若有两种以上粉针剂或注射液需加入同一输液时,必须严格按药品说明书要求和药品性质顺序加入;对肠道外营养液和某些特殊药物的调配,应制定相关的加药顺序操作规程。

④调配过程中,输液出现异常或对药品配伍、操作程序有疑点时应停止调配,报告当班负责药师查明原因,或与处方医师协商调整用药医嘱;发生调配错误应及时纠正,重新调配并记录。

(7)调配操作危害药物注意事项

①危害药物调配应重视操作者的职业防护,调配时应拉下生物安全柜防护玻璃,前窗玻璃不可高于安全警戒线,以确保负压。

②危害药物调配完成后,必须将留有危害药物的西林瓶、安瓿等单独置于适宜的包装中,与成品输液及输液标签副联或者审方单(明细单)一并送出,以供核查。

③调配危害药物用过的一次性注射器、手套、口罩及检查后的西林瓶、安瓿等废弃物,统一放置于专用塑料袋内,待全天调配工作结束后,封口,按规定由本医疗机构统一处理。

④危害药物溢出处理按照相关规定执行。

6. 成品输液的核对、包装与发放操作规程

(1)成品输液的检查、核对操作规程

①检查输液袋(瓶)有无裂纹,输液应无沉淀、变色、异物等。

②进行挤压试验,观察输液袋有无渗漏现象,尤其是加药处。

③按输液标签内容逐项核对所用输液和空西林瓶与安瓿的药名、规格、用量等是否相符。

④核对与检查非整瓶(支)用量的患者的用药剂量和标记的标识是否相符。

⑤各岗位操作人员签名是否齐全,确认无误后核对者应签名或盖签章。

⑥核查完成后,空安瓿等废弃物按规定进行处理。

(2)经核对合格的成品输液,用适宜的塑料袋包装,按病区分别整齐放置于有病区标记的密闭容器内,送药时间及数量记录于送药登记本。在危害药物和高危药品的外包装上要有醒目

的标记。

（3）将密闭容器加锁或封条,钥匙由调配中心和病区各保存一把,配送工人及时送至各病区,由病区护士开锁或开封后逐一清点核对,并注明交接时间,无误后,在送药登记本上签名。

二、实训任务

完成静脉用药集中调配技能操作。

三、实训用物

实训场地为模拟静脉用药调配中心(室),药品和医嘱(处方)若干,注射器,手套,消毒用品,装药品的小篮和密闭容器,标签等。

四、实施要点

1. 先组建学习小组　每班分出若干个小组,每个小组由 3～4 名成员组成,并推选一名组长。

2. 各小组组长现场抽取 1 张医嘱(处方)　小组成员先审阅医嘱(处方),熟悉调配流程,讨论调配规程与要求,分工合作,进行医嘱(处方)静脉用药调配,过程如下:

（1）准备:依次更衣、交接班、进岗。

（2）审核医嘱(处方):认真进行"四查十对",对用药适宜性、选用溶媒的适应性和相容性进行审核。

（3）打印输液标签:处方审核合格后打印一式二份标签,一份标签用于贴在袋(瓶)上,一份留于本中心(室)保存备查。审方者应在两份标签上签名或盖签章以示负责。

（4）贴签摆药与复核:将每位患者静脉用药医嘱标签分病区按药品、给药时间分类,将其中一份标签贴于袋(瓶)适当位置,并按标签做好摆发药品准备工作;按标签所列品名、剂型、规格及数量逐一摆放药;按调配批次、科室、加药种类不同,分别放置;并有复核者进行核对,确认其正确性;最后摆药者和核对者都应在输液标签相应处签名,以示负责。

（5）混合调配:调配人员要具备严格的无菌操作概念,按照调配操作规程进行药品的调配;完成调配后应在两份输液标签上签名确认。

（6）输液成品核对:将调配后的输液成品和使用后的空安瓿(瓶)的药名、规格、数量进行核对;对输液所用的溶媒名称、溶媒体积、成品输液的体积、颜色、密闭性、不溶性微粒等进行检查,一旦发现调配有误或有疑问,立即停发,进行处理;对复核无误的成品输液在相应的复核纪录上签字确认,并将输液成品分病区集中放置。

（7）包装与放置:包装人员对静脉用药输液成品进行包装,按病区及药品的储存要求放置

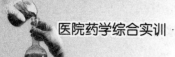

于密闭容器中、加锁或封条,准备送至各病区,同时在相应的发放记录上登记并签字确认。

(8)药品运送:由经过培训的后勤服务部门工人将输液成品在指定时间内准确送至各病区,再由病区护士开锁或开封核对签收,完成药品交接。

(9)结束:清洁卫生,更衣后结束工作。

3.针对实训内容,分析讨论,最后归纳总结。

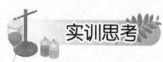

实训思考

1.静脉用药集中调配的概念与意义?

2.静脉用药调配中心的工作流程分几步?每一步具体操作和注意事项是什么?

3.试述静脉用药集中调配的无菌操作规程。

知识拓展

生物安全柜(biosafety cabinet;biological safety cabinet)是防止操作处理过程中某些含有危险性或未知性生物微粒发生气溶胶散逸的箱形空气净化负压安全装置。生物安全柜是用于微生物学,生物医学,生物安全实验室和其他实验室的生物安全防护隔离设备。其工作原理主要是将柜内空气向外抽吸,使柜内保持负压状态,通过垂直气流来保护工作人员;外界空气经高效空气过滤器(high-efficiency particulate air filter, HEPA filter)过滤后进入安全柜内,以避免处理样品被污染;柜内的空气也需经过HEPA过滤器过滤后再排放到大气中,以保护环境。实现了对环境,人员和样品的保护,可以防止有害悬浮微粒、气溶胶的扩散;对操作人员、样品及样品间交叉污染和环境提供安全保护,是实验室生物安全一级防护屏障中最基本的安全防护设备。采用支架式结构,支架与箱体可分离,便于搬运和就位。根据生物安全防护水平的差异,可分为一级、二级和三级三种类型。生物安全柜提供对人、样品和环境的三重保护。细胞毒性药物和抗生素等危害药品要求在生物安全柜内集中调配。

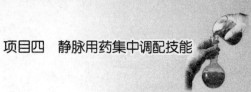

静脉用药集中调配技能评分标准

班级： 姓名： 学号： 得分：

项 目		分 值 (100)	操作实施要点	得 分
课前素质要求 (5分)		5	按时上课,有实训预习报告	
操作过程	操作前准备 (5分)	5	物品准备齐全、完好	
	操作中 (70分)	5	更衣规范,交接班,进岗	
		15	审核医嘱(处方):是否合理、完整、清晰	
		10	打印输液标签:核对输液标签上相关信息并按顺序放置于规定的容器内	
		10	贴签摆药与复核:按标签所列品名逐一摆放;按调配批次、科室等分别放置;核对,签名	
		10	混合调配:具无菌操作概念,调配操作规范	
		10	输液成品核对:对调配后的输液成品进行核对和检查,并复核签字	
		5	包装与放置:对输液成品进行包装,按病区及药品的储存要求放置于密闭容器中、加锁或封条	
		5	药品运送:将药品在指定时间内准确送至各病区,由病区护士核对签收 结束:清洁卫生,更衣并放到规定地方,结束工作	
	操作后整理 (5分)	5	按要求清理操作、整好物品	
评 价(15分)		15	态度认真,操作规范熟练	
总 分				

监考老师： 考核时间：

(操电群 毕 明)

项目五　药库药品贮存与养护

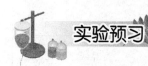

实验预习

1. 预习药库药品贮存的原则、操作要求。
2. 预习药库药品养护及措施。

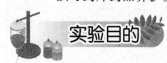

实验目的

1. 熟悉药库药品贮存的原则和方法。
2. 掌握药库药品贮存的操作规程,完成药品贮存摆放的操作。
3. 掌握药库药品养护措施与技能。

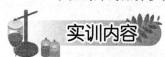

实训内容

一、实训相关知识介绍

(一)药库药品储存

1. **药品的分类定位**　为了便于药库药品的贮存与管理,应对药品进行分类定位摆放。分类是指将药品按剂型、作用分成不同的类型。定位是指将每一种药品固定存放在一定位置。药品贮存分类定位的操作程序为:按形态分大类→按作用或用途分小类→编号定位。

(1)按形态分大类:先将药品按形态大致分为针剂、片剂、水剂、粉剂四大类型。每一大类贮存在一个区域。以上四大类型并非完全是其本身的药物剂型,习惯上还包括相近剂型。

①针剂类:包括粉针、水针等。

②片剂类:包括片剂、丸剂、胶囊剂。

③水剂类:包括酊剂、溶液剂、糖浆剂、气雾剂、滴眼剂及油膏剂等。

④粉剂类:包括散剂、颗粒剂等。

(2) 按作用或用途分小类:在各大类中再按药理作用或用途分成若干小类。如:抗菌素类、消化系统类、心血管系统类、解热镇痛类、止咳平喘类、镇静催眠类等。每一类型贮存在一个区域。

(3) 编号定位:给每种药品编号,固定位置。药品定位的注意事项:

①怕热的药品尽量定位在阴面;

②怕潮的药品尽量定位于楼上或上层货架;

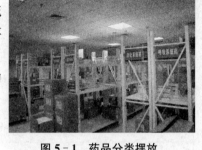

图 5-1　药品分类摆放

③货位仓容量要适宜,做到既不浪费库内空间,又不会因一时药量增加而打乱定位。

2. 药品的账卡编制　药品的账卡编制就是根据药品在库内的分类定位和编号顺序,对每种药品分别制作一张《药品库存卡》(表 5-1),建立一份《药品明细账》(表 5-2)。药品出入库要及时登记账、卡,做到账、卡、物相符。

(1) 制作《药品库存卡》:药品库存卡一般用硬纸印制。

表 5-1　药品库存卡

药品_____　　　　　　　序号_____

货区类别:_____　货位:_____　排_____号_____

剂型:_____　品名:_____　规格:_____　单位:_____

日期	摘要	收入	支出	现存	备注

(2) 建立库存明细账:对不同规格品种的药品建立一份药品明细账。药品出入库要及时、正确登记《药品明细账》。

表 5–2　药品明细账

品名：_____　　规格：_____　　单位：_____　　单价：_____　　第　页

日期	凭证号	收入	支出	结存	备注

3. **药品贮存原则**　各类药品应按温度、湿度和自然属性及特殊管理药品等要求分库、分区、分类贮存,要遵循药品"四分开"的基本原则。药品与非药品、易串味的药品、中药饮片、危险品要分库存放。特殊管理药品要专库(专柜),双人双锁,专账管理,账货相符。内用药和外用药分区存放。药品名称与包装标识易混淆的药品要分开存放。

4. **药品搬运与堆垛**

(1)搬运和堆垛严格遵守药品外包装国家标志的要求,轻拿轻放,严禁摔撞,不得倒置存放。

(2)仓库要按照安全、方便、节约的原则,正确选择仓位,合理使用仓容,"五距"[垛间距不小于 100 cm(指主通道),垛与墙的间距不小于 30 cm;垛与屋顶(房梁)间距不小于 30 cm;垛与散热器或供暖管道的间距不小于 30 cm;垛与地面的间距不小于 10 cm]适当,堆码合理、整齐、牢固。照明灯具下方如堆放药品,其垂直下方与货垛的水平间距不小于 50 cm。

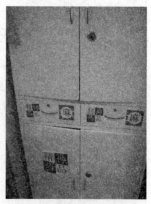

图 5–2　特殊药品存放

(3)药品按批号集中堆放,一个批号占据一个堆位,按批号及有效期远近依次分开堆放。

5. **药品存放实行色标管理**

(1)待验药品区、退货药品区为黄色。

(2)合格品区、零货称取区、待发药品区为绿色。

(3)不合格药品区为红色。

6. **药品在库贮存中质量问题的处理**

(1)保管员发现在库药品存在质量问题或对质量有疑问,应及时向养护员提出,并协助向质量管理部门报检,应在该品种的货垛上挂黄牌标志。对库内悬挂黄色标志牌的药品,停止发

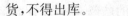

货,不得出库。

(2) 在库药品经质量管理部门确定为不合格品时,保管员应及时将该品种从合格区移到不合格区,并做不合格的记录。

(3) 已办理报损手续并需要销毁的不合格药品,需在质量管理部门监督下进行,不得自行处理。

(4) 保管员应积极配合养护员做好有效期在一年以内药品的监控、报警工作。

(5) 保管员应在养护员的指导下对药品合理贮存,并配合养护员做好库内贮存环境、贮存条件的控制工作。

(二)药库药品养护

1. 药品的贮存要求 《中华人民共和国药典》在各药品标准贮藏项下,对各种药品的贮存均分别规定了基本要求。如硝普钠:遮光,密封保存;血液制品乙型肝炎疫苗:在 2～10 ℃的暗处保存,严防冻结等。各种贮存要求的含义如下:

(1) 遮光:系指用不透光的容器包装。例如棕色容器或用黑纸包裹的透明容器。

(2) 密闭:系指将容器密闭,以防止尘土及异物进入。

(3) 密封:系指将容器密封,以防止风化、吸潮、挥发或异物进入。

(4) 熔封或封严:系指将容器熔封或用适宜的材料严封。以防止空气或水分进入并防止污染。

(5) 阴凉处:指不超过 20 ℃的环境。

(6) 凉暗处:指避光并不超过 20 ℃的环境。

(7) 冷处:指 2～10 ℃的环境。

(8) 常温:指 10～30 ℃的环境。

每种药品都有贮藏养护和保管要求,药品保管人员要熟练掌握。

2. 库房温度、湿度的要求 养护人员要做好库房温湿度的监测与管理,每日上午 9 时和下午 3 时各一次对库房的温湿度进行定时观测、记录。如果所测温湿度与要求不符,要及时采取措施,使之符合要求。

(1) 常温库的温度范围是 10～30 ℃,相对湿度是 45%～75%。适合贮存对温度、湿度条件要求不高的普通药品。

(2) 阴凉库的温度范围是 0～20 ℃,相对湿度是 45%～75%。适合贮存需遮光、低温保存的药品。

(3) 冷库的温度范围是 2～10 ℃,相对湿度是 45%～75%。适合贮存生物制品、血液制品等怕热的药品。

3. 药品的养护措施

(1) 降温措施:药库温度过高,会使多种药品变质失效,特别是生物制品、疫苗血清制品等对温度要求更严的药品。药库常用的降温措施有:通风降温、加冰降温、空调降温、冰箱贮藏等。对一些怕潮解对湿度特别敏感的安瓿装药品如生物制品、疫苗、菌苗等,常置于冰箱贮存。

(2)保温措施:我国北方地区,冬季气温有时很低,这对一些怕冻药品的贮藏不利,如针剂、乳剂,应采取保温措施。常用的保温设备有暖气、空调等。

(3)避光措施:有些药品对光敏感,如肾上腺素遇光易变质变为玫瑰红色,维生素C遇光易氧化变黄棕色等。因此,在保管过程中必须采取相应的避光措施。需避光贮藏的药品,药品生产厂家都采用避光容器或避光材料包装。药库常用的避光措施有置阴暗处、悬挂避光窗帘等。

(4)降湿措施:在气候潮湿地区或阴雨季节,空气湿度较大,要采取降湿措施。库内相对湿度应控制在75%以下为宜。药库常用的降湿措施如下:

①通风降湿。通风降湿要注意室外空气的相对湿度,掌握好通风时机。应在天气晴朗、室外空气干燥时,打开门窗进行通风,以使库内潮气散发出去。

②密封防潮。密封防潮是阻止室外空气中的潮气进入库内。一般在外界空气湿度较大时应关闭门窗。

③人工吸湿。当库内空气湿度过高,室外气候条件不适宜通风降湿时宜采取人工降湿措施。一般常采用吸湿剂(如生石灰、氯化钙、钙镁吸湿剂、硅胶等)或使用除湿机。

(5)升湿措施:当库内湿度较低时,要采取升湿措施提高库内湿度。药库常用的升湿措施有:

①库内地面洒水。

②库内放置盛水容器,让水自然蒸发;亦可使用加湿器。

(6)防鼠措施:被老鼠污染的药品,不能再供药用,特别是中药,富含营养易遭鼠害,因此,药库的鼠害防治是非常重要的工作,必须常年防范。一般可采用以下措施:

①库外四周应保持整洁,不乱堆放杂物,同时要定期在仓库四周附近投放灭鼠药,以消灭害源。

②堵塞门窗空隙及其他一切可能窜入老鼠致鼠害的通道。

③库内无人时,应随时关好库门、库窗(通风时例外),特别是夜间。

④加强库内灭鼠,可采用电猫、鼠笼、鼠夹等工具,杀鼠灭害。

(7)防火措施:药品包装材料大多是可燃物质,所以药库防火是一项非常重要的常规性工作。要建立严格的防火岗位责任制;库内外应有防火标记或警示牌;在库内四周适当位置要按消防安全规定放置灭火器和消防用具,并定期检查,保证完好。

另外,对中药材还要采取防霉、放虫措施,防止霉变和杜绝虫害发生。

4.循环质量检查

(1)每季度进行一次全面检查。对易变质重点养护的的品种、储存两年以上的品种和首营品种每月检查一次。一般品种入库后第四个月必须检查,重点养护品种入库后第二个月必须检查。检查时,做出详细的养护检查记录(表5-3)。

表5-3　养护检查记录表

编号：　　　　　　　　　　　　　　　　　　　　　　　　年　　月　　日

养护库区	药品名称	剂型	规格	数量	生产厂家	批号	有效期	质量状况	处理措施	养护员	备注

（2）如遇高温、严寒、雨季或发现药品有质量变化迹象时，应临时组织人员，由养护员负责，质量管理部门指导进行局部或全面检查。

（3）为避免漏检，应严格按照每个货架、货垛顺时针顺序检查。

（4）检查内容以包装情况、外观形状为主。对由于异常原因可能发现问题的药品、易变质品种、储存期两年以上的品种、有效期不超过一年的品种、已确认为不合格药品的相邻批号或其他认为应检查的品种，需抽样到质管部门确认。

5. 养护过程中发现质量问题的处理措施　在养护检查中发现质量有疑问药品，应在该品种的货垛上挂黄牌标志，同时填报确认单，连同样品报质量管理部门检查确认。如确认为不合格药品，养护员凭质量管理部门的确认单协助保管员将该品从合格品区移到不合格品区，挂红色标志。

二、实训任务

完成药品贮存与养护技能操作。

三、实训用物

实训场地为模拟药库，药品若干，相关表格等。

四、实施要点

1. 先组建学习小组　每班分出若干个小组，每个小组由 2～3 名成员组成，并推选一名组长。

2. 各小组组长现场抽取药品　小组成员根据其所抽出的药品品种与剂型,分工合作,进行药品贮存与养护的操作,过程如下:

(1) 药品贮存:针对不同剂型的药品,按照药品分类定位和贮存的原则与要求,进行药品摆放的操作;对所完成的药品摆放工作进行检查,是否符合规定要求。

(2) 药品养护:每种剂型药品均有相应的说明书,具有不同的养护措施。因此,对抽取的药品按照药品贮存要求,采取正确的措施进行养护;并说明在药品养护过程中,如何进行药品质量的检查以及发现质量问题的处理措施。

(3) 结束:整理物品,清洁卫生。

3. 针对实训内容,分析讨论,最后归纳总结。

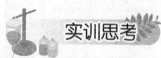

1. 药品在库如何摆放?

2. 药库色标管理的含义是什么?

3. 药品堆垛要符合"五距"的要求,"五距"的内容是什么?

4. 药品的养护措施有哪些?

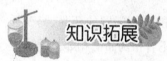

药品的贮存保管要点如下:

(1) 掌握药品的贮存要求。保管员应了解药品的理化性质、剂型特点、包装材料以及影响药品质量的各种因素。根据药品的贮存要求对药品进行妥善保管。

(2) 掌握"先产先出、先进先出、易变先出、近期先出"的原则。尽可能使库存的药品批号始终保持在较为新近的良好状态。有效期在 6 个月以内的药品要挂牌提示。

(3) 做到定期盘点与不定期检查结合,数量核对与质量检查结合。

(4) 库内保持清洁卫生,通道畅通;垛堆井然有序,整齐美观。

(5) 特殊药品按照有关规定进行管理。

药库药品贮存与养护评分标准

班级：　　　　姓名：　　　　学号：　　　　得分：

项　目	分　值 (100)	操作实施要点	得　分
课前素质要求 (5分)	5	按时上课,有实训预习报告	
操作前准备 (5分)	5	穿衣带帽,着装整洁;物品准备齐全、完好	
操作中 (70分) 药品贮存	10	根据不同的药品种类与剂型能正确选择摆放方式,并能加以说明	
	10	能准确说出药品贮存的原则	
	15	在规定的时间内正确地完成药品的摆放操作	
药品养护	10	明确药品的贮存要求	
	15	采取正确的措施进行养护	
	10	进行药品质量的检查,对相关的质量问题会采取处理措施	
操作后整理 (5分)	5	清洁、整理实训室,摆放好物品	
评　价(15分)	15	态度认真,操作规范熟练	
总　分			

监考老师：　　　　　　　　　　　　　考核时间：

（操电群　毕　明）

项目六　药品入库与出库

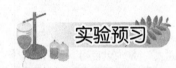

1. 预习药品入库验收内容与操作程序。
2. 预习药品出库的操作程序及要求。

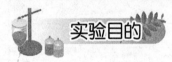

1. 掌握药品验收操作程序、药品验收抽样技能。
2. 能够熟练掌握药品外观鉴别技能。
3. 学会药品入库与出库的操作技能。

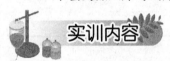

一、实训相关知识介绍

（一）药品入库

医院采购的药品入库前必须经过验收,药品的验收是保证药品质量的重要环节。药品入库的操作程序为6个环节:准备→验收→合格药品入库→不合格药品处置→填写入库验收单→记账,每个环节都有具体的操作要求,按顺序进行。不合格药品不得入库。

1. **准备**　药库验收人员接到药品入库通知后,要及时做好验收准备,准备工作包括:

（1）取药品采购合同:药品采购合同是药品入库验收的依据之一,必须按照入库通知,取出与药品供应商签订的药品采购合同原件。

（2）取药品入库验收单,准备好记录用笔、计算器等用品。

2. **验收**　对采购药品进行质量检验及核对接收的过程称为验收。验收工作程序包括:将药品放入待检区→核对品种数量→内外包装标识和有效文件的验收→外观质量检查4个程序。

(1) 将药品放入待检区：将供应商送来的药品，按规定放入药库待检区，待检。不准将供应商送来的药品不经检验直接送入药库货位。药品不经检验不准入库。药品验收有一定时限，一般药品应于1个工作日内验收完毕；需阴凉贮存药品要求到货6小时内验收完毕；冷藏药品随到随验。

(2) 核对品种数量：验收时，药库保管员要向送货人索取随货同行单(或送货单)。药品品种及数量要与合同和随货同行单相符。如发现短缺或原装破损，要详细填写验收报告，向供货单位索要退换。

特殊管理药品，必须有两人以上同时在场，逐箱验点到最小包装。

(3) 内外包装标识和有效文件的验收

①包装检查：

a. 外包装：应符合要求，完好无损。包装箱是否牢固、干燥；封签、封条有无破损；外包装上必须注明品名、规格、厂名厂址、生产批号、批准文号、注册商标、有效期、数量、运输注意事项或其他标记(图6-1)。

图6-1　药品外包装样式

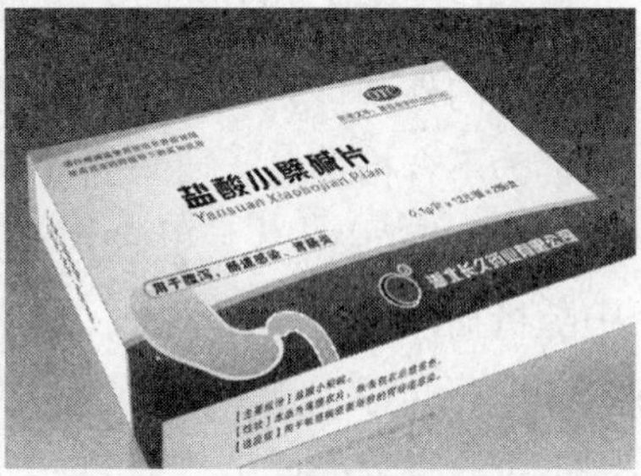

b. 内包装：容器应清洁、干燥、无破损；容器内有填充物的，填充物应干净、干燥、充实；容器选用应合理，该用玻璃瓶包装的不能以塑料或纸袋代替。如油类药物则不宜采用塑料制品，因为油脂可溶解塑料中的有害物质。需遮光的药品应采用棕色容器、黑纸包裹的无色容器或其他不透光的容器。

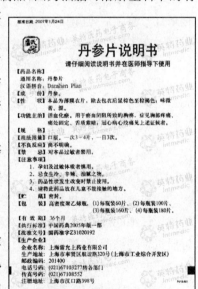

②标签、说明书：药品包装必须按照规定印有或者贴有标签并附有说明书(图6-2)。标签或者说明书上必须注明药品的通用名称、注册商标、成分、规格、生产企业、批准文号、产品批号、生产日期、有效期、适应证或者功能主治、用法、用量、禁忌、不良反应和注意事项。对安瓿、注射剂瓶、滴眼剂瓶等因标签尺寸限制无法全部注明上述内容的，至少应标明药品名称、规格及生产批号三项；中药蜜丸蜡壳至少须注明药品名称，如安宫牛黄丸。

核准日期：2007年1月24日

丹参片说明书

请仔细阅读说明书并在医师指导下使用

【药品名称】
通用名称：丹参片
汉语拼音：Danshen Pian
【成　　份】丹参。
【性　　状】本品为薄膜衣片，除去包衣后显棕色至棕褐色；味微苦、涩。
【功能主治】活血化瘀。用于瘀血闭阻所致的胸痹，症见胸部疼痛、痛处固定、舌质紫暗；冠心病心绞痛见上述证候者。
【规　　格】
【用法用量】口服。一次3～4片，一日3次。
【不良反应】尚不明确。
【禁　　忌】对本品过敏者禁用。
【注意事项】
1. 孕妇及过敏体质者慎用。
2. 忌食生冷、辛辣、油腻之物。
3. 药品性状发生改变时禁止使用。
4. 请将此药品放在儿童不能接触的地方。
【贮　　藏】密封。
【包　　装】高密度聚乙烯瓶，(1)每瓶装60片、(2)每瓶装100片、(3)每瓶装160片、(4)每瓶装180片。
【有 效 期】36个月
【执行标准】中国药典2005年版一部
【批准文号】国药准字Z31020192
【生产企业】
企业名称：上海雷允上药业有限公司
生产地址：上海市奉贤区航谊路320号(上海市工业综合开发区)
邮政编码：201400
电话号码：(021)67103277特各部门
传真号码：(021)67108552
注册地址：上海市汉口路398号

图6-2　药品说明书样式

③质量检验报告单：药品必须附同批号药品的《质量检验报告单》，一般一个包装箱内都是同一批号的药品，但有时也可两个批号的药品混装。混装药品要提供所有混装批号药品的《质量检验报告单》。《质量检验报告单》由药品生产企业质量检验部门提供，并盖有质量检验部门的专用章。

④产品合格证：整件药品包装内应附有产品合格证。

⑤验收特殊管理的药品、外用药品，检查其外包装及内包装的标签、说明书上有无国家规定的专用标识和警示说明。

⑥进口药品验收时,应凭盖有供货单位质量管理机构原印章的《进口药品注册证》或《医药产品注册证》及《进口药品检验报告书》的复印件验收;进口中药应有加盖供货单位质量管理机构原印章的《进口药材批件》的复印件;进口生物制品、血液制品应有《生物制品进口批件》复印件;同时检查其包装的标签应以中文注明药品的名称、主要成分以及注册证号,并有中文说明书。实行进口药品报关制度后,应附有《进口药品通关单》。

⑦中药饮片应有包装,并同时有质量合格的标志,包装上应标明品名、产地、生产企业、生产日期、生产批号。

⑧验收首营品种,应有与首批到货药品同批号的药品出厂合格检验报告书。

(4) 药品外观质量检查:药品外观质量检查一般以外观性状和颜色检查为主。每种药品都有固有的外观性状和颜色,大多数药品的质量变异可在外观上反映出来,外观性状和颜色异常,可视为不合格药品。要求药学人员应能掌握常用药品的外观性状。

①依据《中华人民共和国药典》附录制剂通则药品验收抽样程序,按批号、按比例从原包装中随机抽样,检查有无裂片、破片、斑点、花斑、粘瓶、漏粉、异味、混浊等现象。

中药饮片重点鉴别真伪;优劣检查侧重检查有无虫蛀、霉变、杂质限度是否超标等现象,针剂批批检查澄明度。

②外观检查无异常、无疑问,应将抽样品种放回原箱内,封好加盖验收封箱章。

3. 合格药品入库:对验收合格的药品,验收员根据验收记录填写验收入库交接单(注明贮存条件),签字后,连同药品在待验区交给保管员;保管员对照验收入库交接单清点药品无误后,保管员在入库交接单上签字,然后将药品分类入库。

4. 不合格药品处置 验收不合格药品不准入库,转入不合格区或退货区。

①对药品包装破损、药瓶破损、污染的、有效期 6 个月以内的、标签不符或短少的,验收员填写拒付单,药品移送到退货区,办理退货手续,由退货管理人员做好退货记录。

②在外观检查过程中,如发现质量疑问时,该药品暂放在待验区,不得作为合格药品移交入库。若确认为不合格品后,应将药品向仓库不合格管理员移交,该药品从待验区移放到不合格品区,挂红牌标志。

③在验收中,通过药品外包装、内包装、包装容器、药品说明书、注册商标、条形码、防伪标记等进行仔细的观察、甄别,从而对药品的真伪进行判断,识别出假药。发现假、劣药品,应立即报告质量管理部门,质量管理部门接报后 1 小时内到场进一步确认,劣药退回供货单位,假药或疑似假药的,要扣留在不合格区,并立即通知当地药品监督管理部门处理,不得擅自退货。

④在验收记录中如实记录验收的真实情况。如验收 100 件药品,其中 3 件破损,应在验收记录上注明"97 件合格,3 件破损"字样。

5. 填写药品入库验收单 验收合格的药品,要及时填写《药品入库验收单》(表 6-1)。填写要求如下:

(1) 编号的填写:《药品入库验收单》右上方编号"No:××",一般由填写人编制,以年号的后 2 位+顺序号编制。如 No:09001,为 2009 年第 1 页。这种编号方法易于日后查找。也有直接印在《药品入库验收单》上的,但这种编号方法看不出是哪年的,不利于日后查找。

(2) 必须连号:一本《药品入库验收单》必须连号,中间不得缺失,如果不慎填写错误,应在错误页上面写"作废",仍保留在单据中。然后重新填写。

《药品入库验收单》一式二联,一联药库记账,二联报财务记账。

(3) 凭证号的填写:"凭证号"填写发票号。

表6-1 药品入库验收单

年 月 日 No:

凭证号	药品名称	规格	单位	数量	批号	单价	金额	生产厂家	供货单位

采购人: 验收人:

(4) 有关内容要与发票一致:品名、规格、单位、数量、单价、金额要与发票一致。

(5) 签名:验收人、采购人分别在《药品入库验收单》相应处签名,以示负责。

验收无误,验收员应认真做好验收记录,逐品种按批次登记,不简化、不漏项,并真实填写有关质量状况、验收结论,验收人员签字或者盖章。验收记录应保存至超过药品有效期一年,但不得少于三年。

6. 记账 药库负责人凭《药品入库验收单》登记《药品明细账》。

(1) 计算机管理的操作程序为:

①打开电脑,按操作规程进入入库程序;

②填写《药品明细账》。

按《药品入库验收单》顺序,将药品数据逐一输入电脑。一般只需按操作要求输入凭证号、数量、批号、供货单位即可,其他固定数据已存入电脑,各种表格将自动生成。

(2) 手工填写《药品明细账》的填写要求:

①"单价"填写零售价;

②"凭证号"项入库时填写《药品入库验收单》号,出库时填写《领药单》号;

③"备注"项填写供货单位或其他需要注明的事项。

（二）药品出库

药品出库验发的操作程序为:开票→备药→验发→签字→销账 5 个步骤,每个步骤都有具体的操作要求。

1. 开票 根据领药部门的要求,开写领药单的过程称为开票。开票的操作内容及程序如下:

（1）开《领药单》:药库负责人(管账人员)接到领药部门的《药品申领单》后,要及时按《药品申领单》开写《领药单》(表 6 - 2),《领药单》一式三联,药库、财务、领药部门各一联,各自作为记账凭证。

表 6 - 2 领药单

领药单位:　　　　　　　　　　　　　　　　　　　年　月　日　No:

药品名称	规格	单位	单价	数量	批号	生产厂家	金额

发药人:　　　　　　　　　　领药人:

（2）缺货登记:开票时,对缺货或库存不足的药品,同时做好缺货记录,记入《缺货记录》本,作为编制药品采购计划的备忘录。

（3）缺货通知:对缺货或库存不足的药品,要及时通知领药部门。

2. 备药 根据《领药单》把已开出的药品从货位取出,放于发药区的过程称为备药。备药操作内容及程序如下:

（1）按《领药单》备好药品,放于药库发药区;

（2）药品备好后,要及时通知领药部门前来领药。

3. 验发 验发即对已备好的药品按照《领药单》逐项核对检查、发货的过程。核对检查时,发药人与领药人应一起核查,保证准确无误。验发操作包括核查与发药两项工作。

（1）核查:核查的主要内容见下:

①品名、规格、数量是否相符;

②是否符合先产先发,先进先发,易变先发,近期先发的“四先”原则;

③有无质量可疑药品和破损、过期失效药品。

（2）发货:药库保管人员将核查无误的药品逐一发给领药人。

4. 签字　发药人与领药人在《领药单》上相应处签字,以示负责。

5. 销账　将已开出的药品数量从明细账中减去的过程称为销账。药品开出后,药库保管人员要根据《领药单》及时登记《药品库存卡》,药库负责人要根据《领药单》及时登记《药品明细账》进行销账。

药品发出后,药库保管员要根据《领药单》整理《药品库存卡》,从原库存数中减去发出数,重新登记新的库存数;并核对卡上库存数量与实物数量是否相符,做到卡物相符。同时,药库管账人员(一般是负责人)要根据《领药单》按规定登记《药品明细账》,及时销账,做到账物相符。

药库要定期盘点,做到账、卡、物相符。

二、实训任务

完成药品入库与出库操作。

三、实训用物

实训场地为模拟药库,药品若干、相关表格列单等。

四、实施要点

1. 先组建学习小组　每班分出若干个小组,每个小组由2~3名成员组成,并推选一名组长。

2. 各小组组长现场抽取列单　小组成员先阅读不同类别的药品列单,熟悉入库和出库程序,分工合作,采用角色扮演方法进行现场入库和出库操作:①抗感冒药;②进口药品;③生物制品;④外用药;⑤特殊管理药品;⑥首营品种。

（1）药品入库

① 根据药品种类和剂型确定验收的方式和验收的依据。

② 药品的数量验收:应根据所购进药品的原始凭证逐一核对实物。

③ 药品包装的检查:外包装和内包装符合要求、完好无损。

④ 标签和说明书:内容全面、符合要求。

⑤ 相关证明文件的验收:单据齐全。

⑥ 进行外观质量检查:针对药品剂型进行相关项目检查。

⑦ 可疑药品的质量确认:如发现货单不符或破损、污染及其他质量可疑问题,应拒绝入库,并报质量管理部门和仓库主任处理。

⑧ 填写《药品入库验收单》。

⑨ 对合格药品入库进行核对,并在入库交接单上签字,将药品入库记账。

（2）药品出库

① 开票:根据领药部门的要求,及时、正确地开写领药单。

② 备药:根据《领药单》把药品从货位取出,放于发药区。

③ 验发与签字：首先对已备好的药品按照《领药单》逐项核对检查，其次将核查无误的药品逐一发给领药人，发药人与领药人双方签字，保证准确无误。

④ 销账：药品开出后，根据《领药单》及时登记《药品库存卡》和《药品明细账》进行销账，做到账、卡、物相符。

3. 针对实训内容，分析讨论，最后归纳总结。

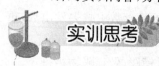

1. 药品验收的操作程序是什么？

2. 药品入库验收的内容有哪些？

3. 如何进行药品内外包装标识和有效文件的验收？

4. 药品出库的操作程序有哪些？

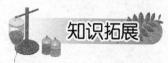

验收人员依据入库验收通知单或到货药品随货同行凭证，对药品进行抽样检查验收。

（1）抽样原则：所抽取的样品要具有代表性和均匀性，能反映该批药品的质量状况。

（2）抽样数量：50件以下样品抽取2件；50件以上，每增加50件，增加抽样1件；不足50件按50件计。抽取最小包装数，每件整包装中抽取3个（至少3个）最小包装样品验收。发现外观异常时，应加倍抽样。进行药品内在质量检验时，应按检验标准用量的3倍计算抽样数量。注射剂做澄明度检查时，小针剂抽200支，大输液抽20瓶。复检时，加倍抽样。

（3）抽样方法：整件样品的抽取，按药品垛堆情况，以前上、中侧、后下的堆码层次相应位置随机抽取。小包装样品的抽取，按每件上、中、下（左、中、右）的不同位置随机抽取。

（4）抽样检查样品的处理：抽样检查合格后，将药品放回原箱，加盖验收章（包括验收日期、合格等字样），用胶带将药箱封好，放置于药品最后一层，最后出库使用。

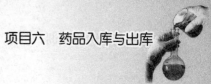

 药品入库与出库评分标准

班级： 姓名： 学号： 得分：

项 目	分 值(100)		操作实施要点	得 分
课前素质要求(5分)	5		按时上课,有实训预习报告	
操作前准备(5分)	5		穿衣带帽,着装整洁;物品准备齐全、完好	
操作中(70分)	药品入库	5	根据不同的药品种类与剂型能准确核对品种数量	
		10	能按照药品验收的内容与要求逐一进行验收操作	
		10	进行药品外观质量的检查以及发现质量问题的处置	
		10	正确填写《药品验收单》	
	药品出库	5	根据领药部门的要求,及时、正确地开写领药单	
		10	根据《领药单》把药品从货位准确取出,放于发药区	
		10	对已备好的药品仔细核对检查,将核查无误的药品逐一发给领药人,发药人与领药人双方签字	
		10	药品开出后,及时登记《药品库存卡》以及《药品明细账》进行销账,做到账、卡、物相符	
操作后整理(5分)	5		清洁、整理实训室,摆放好物品	
评 价(15分)	15		态度认真,操作规范熟练	
总 分				

监考老师： 考核时间：

（刘 玮 操电群）

项目七　药品不良反应/事件监测与报告

实验预习

1. 预习药品不良反应概念、类型与表现。
2. 预习药品不良反应监测与报告相关知识。
3. 预习药品不良反应/事件报告表内容与填写要求。

实验目的

1. 掌握药品不良反应/事件预防、监测与报告知识。
2. 掌握药品不良反应/事件调查方法。
3. 学会药品不良反应/事件报告表的填报。

实训内容

一、实训相关知识介绍

药品是经过国家食品药品监督管理部门审批，允许其上市生产、销售的药物，不包括正在上市前临床试验中的药物。药品作为一种特殊的商品，具有两重性，既能防治疾病，维护健康，也能损害身体，引起不良反应（adverse drug reaction，ADR）。

（一）药品不良反应的定义与分类

1. 概念　药品不良反应一般是指合格药物在正常用法用量下出现的与用药目的无关的或意外的有害反应。包括：副作用、毒性作用、后遗效应、过敏反应、继发反应、特异质反应等。

药品不良事件（adverse drug event，ADE）是指药物治疗过程中所发生的任何不幸的医疗卫生事件，而这种事件不一定与药物治疗有因果关系。药品不良事件是药物治疗过程中的现象，从产生的原因出发，可分为药品标准缺陷、药品质量问题、药品不良反应、用药失误以及药品滥用。在我国目前的药品安全监管形势和不良反应监测工作现状下,由此产生的不良事件大多是通过不良反应监测系统发现并上报的,故药品不良事件也在本实训的范围之内。

药品严重不良反应(serious adverse reaction)是指因服用药品引起以下损害情形之一的反应:①导致死亡;②危及生命;③致癌、致畸、致出生缺陷;④导致显著的或者永久的人体伤残或者器官功能的损伤;⑤导致住院或住院时间延长;⑥导致其他重要医学事件,如不进行治疗可能出现上述情况的。

2. 分类　目前,世界卫生组织(WHO)将药品不良反应分为 A、B、C 三种类型。

(1) A 型不良反应:又称剂量相关性不良反应。A 型不良反应是由药物本身或其代谢物所引起,是药物固有药理作用的增强和持续所致。具有明显的剂量依赖性和可预见性,且与药物常规的药理作用密切相关,发生率高而致死率相对较低。本类型不良反应发生的频率和强度与用药者的年龄、性别、机体的生理和病理状态都有很大关系,包括药物的副作用、毒性反应、继发反应、后遗效应、首剂效应等。

(2) B 型不良反应:又称剂量不相关性不良反应。B 型不良反应是由于药物性质的变化或者用药者的特异体质引起的。反应的性质通常与药物的常规药理作用无关,反应的强度和用药剂量无关。B 型不良反应发生率低,但难以预见,致死率高。这类不良反应可能是由遗传变异引起的。本类型不良反应包括变态反应(图 7-1)和特异质反应。

(3) C 型不良反应:发生机制尚不十分明确,大多是在长期用药后,潜伏期长,且没有明确的时间联系,难以预测。例如,长期服用避孕药导致乳腺癌、血管栓塞;妊娠期服用己烯雌酚会导致子代女婴甚至是第三代女婴发生阴道腺癌。本类型的不良反应主要包括致畸(图 7-2)、致癌、致突变。

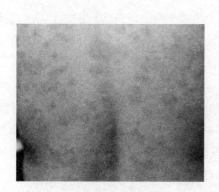

图 7-1　青霉素致过敏反应

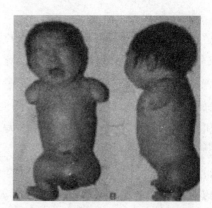

图 7-2　反应停导致的短肢畸形

(二)药品不良反应的发生原因

药品不良反应的发生频率和强度与药物本身的性质、用药者的生理病理状态以及生活环境等因素有关。

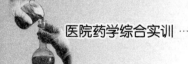

1. 药物因素

（1）药物本身

①化学成分和化学结构：药物含有的化学成分是药物不良反应的基础，化合物在获得一个新的基团的同时也获得了新的治疗作用和新的不良反应。此外，药物的不良反应也可因药物结构的不同而表现不同，如卡托普利有致干咳的不良反应，经过结构改变后的依那普利由于没有巯基致干咳的作用减弱，但同时也增加了其他不良反应。

②理化性质：理化性质是药品不良反应产生的重要因素，如阿司匹林结构中含有羧基而显酸性，故对胃黏膜有刺激作用；又如氨茶碱结构中含有氨基，水溶液呈碱性，故静脉注射时可引起血管刺激。

③药理作用：药物本身的药理作用对机体的组织器官就可能造成伤害，如氨基糖苷类药物的耳毒性、肾毒性，大环内酯类药物的胃肠道反应等。另外，药物对组织器官的选择性低也是导致不良反应的主要原因，如抗恶性肿瘤药物，在杀死肿瘤细胞的同时，也杀伤人体功能活跃的正常细胞。

④药物的剂量和使用时间：在药品说明书规定的用法用量范围内，药物的剂量越大、连续使用时间越长，发生不良反应的可能性也随之增加。如长期大剂量使用肾上腺皮质激素，可引起医源性肾上腺皮质功能亢进、诱发或加重感染、诱发高血压、诱发或加剧十二指肠溃疡、引起肌萎缩、骨质疏松、伤口愈合迟缓等。

（2）药品的质量控制

①中间产物：由于技术的原因，药物在原料药生产过程中常残留一部分中间产物，这部分带入最终制剂中的原料药中间产物可能会引起不良反应。如青霉噻唑酸是青霉素生产发酵过程产生的，可引起过敏反应。

②分解产物：由于药物本身化学稳定性的原因，在生产、储存及运输的过程中均会产生分解产物，这部分分解产物也可能会引起不良反应。例如，四环素类在高温环境下易降解产生差向四环素和差向脱水四环素，可引起类范可尼综合征。

③药品的质量差异：同一组成的药物，不同厂家在不同的生产工艺和不同的技术水平下，制剂的处方可能不尽相同，生物利用度差异较大。如不同厂家生产的地高辛，生物利用度不同，口服后的血浆药物浓度可相差数倍。

（3）药品制剂的辅料：药品生产中使用的稀释剂、黏合剂、崩解剂、润滑剂、稳定剂、增溶剂、着色剂等以及内包装材料有时也会引起过敏等不良反应。

（4）药物相互作用：两种或两种以上的药物同时或先后应用，药物之间会发生相互作用，如果合用药物不当也会增加不良反应的发生率。如西咪替丁与华法林联合应用时，华法林的抗凝血作用加强，主要原因是西咪替丁抑制肝药酶的活性，使华法林的体内代谢受抑制所致。

2. 机体因素

（1）生理因素

①种族：人种之间对某些药物的感受性有相当大的差别。例如，乙酰化是常见的代谢反应，

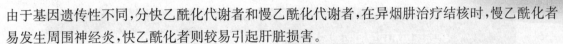

由于基因遗传性不同,分快乙酰化代谢者和慢乙酰化代谢者,在异烟肼治疗结核时,慢乙酰化者易发生周围神经炎,快乙酰化者则较易引起肝脏损害。

②性别:目前,尚无资料表明性别与 ADR 之间的关联性。但女性在月经期、妊娠期、哺乳期特殊生理阶段服用药物时,要多加注意药物的不良反应。

③年龄:不同年龄的患者对药物作用的反应存在较大的差异,老年人及儿童尤为明显。老年人的组织器官功能随着年龄的增长伴有生理性的衰退,药物代谢和排泄速率相应减慢,发生 ADR 的可能性较大。婴幼儿肝肾功能发育不全,药物代谢与排泄速度慢,血脑屏障发育不全,体液占体重比例大、水盐转换率较快,所以不良反应发生率较高。

④个体差异:不同的个体对同一剂量的相同药物在反应强度和反应性质方面可有明显不同,如高敏性、耐受性、特异质反应。

(2)病理因素

①肝脏疾患:某些主要经肝脏代谢而消除的药物用于肝脏疾患的病人时,由于代谢减弱,引起血浆药物浓度升高,导致不良反应出现。

②肾脏疾患:肾脏疾患时,某些主要经肾脏排泄的药物及其活性代谢产物因清除率低下,导致血浆药物浓度升高,引起不良反应。此外,还可因为药物本身加重肾脏的损伤而引起不良反应。

3. 生活习惯与环境因素　患者的生活环境、生活习惯等可能影响药物的作用,引起不良反应。很多人习惯饮茶,茶中含有大量鞣酸,能与多种药物如硫酸亚铁中的 Fe^{2+} 结合,影响其疗效;服药时饮酒也会引起不良反应,如使用头孢菌素类、咪唑类等药物时,同时饮用酒类或服用含乙醇的药品或食品,可引起双硫仑样反应。

(三)药品不良反应监测与报告

1. 监测报告系统

(1)国家药品不良反应监测中心:具体负责全国药品不良反应报告与监测工作。其主要任务是承担全国药品不良反应资料的收集、管理、上报工作(图 7-3),对省、自治区、直辖市药品不良反应监测专业机构进行业务指导;组织药品不良反应教育培训,编辑、出版全国药品不良反应信息刊物;组织药品不良反应监测领域的国际交流与合作;与卫生部联合组织开展影响较大并造成严重后果的药品群体不良事件的调查与处理等。

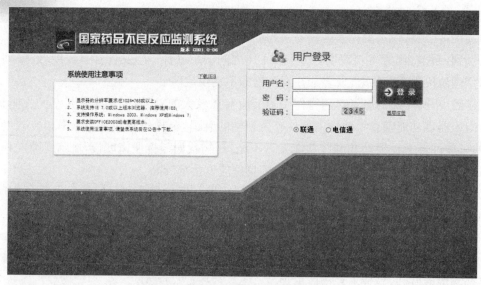

图 7-3 国家药品不良反应检测系统

(2) 省、自治区、直辖市药品不良反应监测机构：具体负责本辖区的药品不良反应监测工作。其主要职责是安排、组织本辖区的药品不良反应监测工作；收集、整理、分析、评价本辖区药品不良反应检测报告，并按规定及时向国家药品不良反应监测中心报告；编辑、出版有关药品不良反应资料，开展宣传教育、技术培训、学术交流工作；与省、自治区、直辖市卫生部门联合组织本行政区域内发生的影响较大的药品群体不良事件的调查和处理等。

(3) 设区的市级、县级不良反应监测机构：负责本行政区域内的药品不良反应报告和监督的管理工作，主要进行监测资料的收集、核实、反馈和上报；与同级卫生行政部门联合组织开展本行政区域内发生的严重不良反应及药品群体不良事件的调查，并采取必要的控制措施；组织本行政区域内药品不良反应报告和监测的宣传和培训工作。

(4) 县级以上卫生行政部门：应当加强对医疗机构临床用药的监督管理，在职责范围内对已确认的严重药品不良反应或者药品群体不良事件采取相关的紧急控制措施，及时救治病人，分析事件原因，防止严重药品不良反应和群体不良事件的蔓延。

(5) 药品生产、经营企业和医疗机构：建立药品不良反应报告和监督管理制度；设立或指定机构并配备专(兼)职人员，承担本单位的药品不良反应报告和监测工作；配合药品监督管理部门、卫生行政部门和药品不良反应监测机构进行群体不良事件的调查，并提供调查所需的资料。

2. 监测报告程序与处理原则　2011年实施的《药品不良反应报告和监测管理办法》(卫生部令第81号)要求：药品生产、经营企业和医疗机构获知或者发现可能与用药有关的不良反应或事件，应当通过国家药品不良反应监测信息网络真实、完整、准确报告；不具备在线报告条件的，应当通过纸质报表报所在地药品不良反应监测机构，由所在地药品不良反应监测机构代为在线报告。

(1) 个例药品不良反应：医疗、预防、保健机构、药品生产企业和药品经营企业发现或获知药品不良反应或事件应详细记录、核实、调查、评价、处理，并填写《药品不良反应/事件报告表》

（表7-1），于30日内向所在地的市级药品不良反应监测中心报告，其中新的、严重的药品不良反应或事件应于发现或获知之日起15日内报告，死亡病例须立即报告；新药监测期内的国产药品应当报告该药品的所有不良反应；其他国产药品，报告新的和严重的不良反应；进口药品自首次获准进口之日起5年内，报告该进口药品的所有不良反应；满5年的，报告新的和严重的不良反应；个人发现药品引起的新的或严重的不良反应，可直接报告给经治医师，也可向药品生产、经营企业或者当地的药品不良反应监测机构报告。

（2）药品群体不良事件：药品生产、经营企业和医疗机构获知或者发现药品群体不良事件后，应当立即上报所在地的县级药品监督管理部门、卫生行政部门和药品不良反应监测机构，必要时可以越级报告；同时填写《药品群体不良事件基本信息表》，对每一病例还应当及时填写《药品不良反应/事件报告表》，通过国家药品不良反应监测信息网络报告。

（3）境外发生的严重药品不良反应：进口药品和国产药品在境外发生的严重药品不良反应，药品生产企业应当填写《境外发生的药品不良反应/事件报告表》，自获知之日起30日内报送国家药品不良反应监测中心；必要时于5日内提交原始报表及相关信息。

（4）定期安全性更新报告：药品生产企业应当对本企业生产药品的不良反应报告和监测资料进行定期汇总分析，汇总国内外安全性信息，进行风险和效益评估，撰写定期安全性更新报告。设立新药监测期的国产药品与首次进口的药品，应每满1年提交一次定期安全性更新报告，直至首次再注册，之后每5年报告一次；其他国产药品，每5年报告一次。

（四）医院药品不良反应上报流程（图7-4）

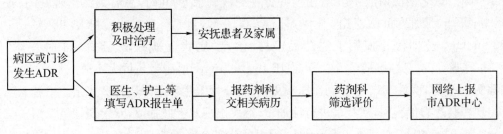

图7-4 药品不良反应上报流程

二、实训任务

完成药品不良反应/事件的调查及其报告表的填写。

案例1：患者，男性，70岁，来医院就诊，诊断高血压。医嘱：多休息，给予缬沙坦胶囊80 mg×7片，每次1片，q.d.口服。取药后，当天开始服用，没有出现什么症状。第二天服药后，开始出现咳嗽，比较强烈；第三天又服用了一次，咳嗽加剧。病人自述眼肿，咳嗽无法忍受，故停药。停药后，咳嗽逐渐好转。

案例2：患者，男性，42岁，因咽痛、发热口服阿司匹林，共5片，两天后停药，改用罗红霉素（罗力得）300 mg/d，当天晚上胸背部开始出现红斑，密集丘疹，逐渐泛发至全身，呈红色。次日来医院皮肤科就诊，查体：患者颜面、躯干、四肢弥漫性潮红，上有密集分布粟粒至米粒大丘疹，

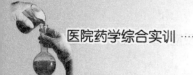

颜色鲜红,压之褪色,双眼水肿。诊断为:红皮病样药疹。给予地塞米松抗过敏治疗,清开灵、头孢曲松抗感染治疗,20天后皮疹消退。患者于上个月曾因病服用罗红霉素和别嘌呤片,出现类似皮疹,服抗组胺药后痊愈。

案例3:患者,女性,29岁,因急性上呼吸道感染就诊。查体:发热、咳嗽、咽充血、扁桃体肿大、体温39 ℃,给予注射用阿莫西林钠3 g静脉滴注,1小时后患者出现尿频、尿痛、肉眼观察有血尿,立即停药。尿常规:鲜红色,尿蛋白(+/−),红细胞(++++),白细胞(+)。未做任何处理,5小时后患者症状减轻,嘱多饮水,次日查尿常规正常。

案例4:患者,男性,44岁,因"肺部感染"使用盐酸氨溴索注射液30 mg静脉滴注,每日一次,用药约10分钟后,出现胸闷、头晕,观察患者口唇发绀,面色苍白,意识恍惚,测血压60/40 mmHg。立即停药,并给予吸氧,静脉推注地塞米松注射液10 mg,肌注肾上腺素1 mg,约15分钟后,上述症状缓解,测血压110/70 mmHg,留院观察。

案例5:患者,女性,33岁,因灰指甲服用酮康唑片(里索劳)1片/日,服用1月后,停药1个月,后又继续服用1个多月后,患者出现乏力、纳差、并出现尿黄,如浓茶色,偶有恶心、呕吐,给予甘立欣、谷光甘肽等保肝、退黄治疗,效果不佳。一周后出现全身水肿入院,查肝功能:TB:500.8 $\mu mol/L$,DB:340 $\mu mol/L$,ALT:1 096 μ/L,AST:601 μ/L。入院后给予凯西莱、维生素K_1、白蛋白、优思弗等保肝、利胆、退黄等对症支持治疗,并给予激素冲击治疗,患者病情逐渐好转,后出院。

案例6:患者,男性,48岁,因凝血功能障碍,于上午11时40分给予静脉注射维生素K_1注射液10 mg+氯化钠注射液10 ml,用药6分钟药液剩余5 ml时,患者突然出现胸闷、呼吸困难、乏力、腹痛、腹胀、面色苍白,查体:体温36.7 ℃,呼吸21次/分,脉搏96次/分,血压72/38 mmHg。立即停止使用上述药品,对症治疗,症状逐渐好转,下午13时查体:体温36.5 ℃,呼吸20次/分,脉搏74次/分,血压100/62 mmHg,患者主诉无不适。

案例7:患者,女性,51岁,有高血压病史,每日一片服用珍菊降压片2年余。患者无明显诱因下出现四肢乏力伴胸闷,症状呈进行性加重,继发出现双上肢抽搐,双手僵硬呈爪型。急诊检查血压146/92 mmHg,血钾2.9 mmol/L,予积极补钾治疗,症状明显好转。数日后再次出现四肢乏力、胸闷、肢体麻木症状,复查血钾3.2 mmol/L,以"低钾血症"收治入院。该患者入院后予积极补钾纠正低钾血症,停用珍菊降压片改为坎地沙坦控制血压,患者好转出院。

三、实训用物

实训场地为模拟医疗机构,记录簿,药品不良反应/事件报告表(表7-1)。

表 7-1 药品不良反应/事件报告表

首次报告□　　　　跟踪报告□　　　　　　　　　　　　　　　　　　　　　　编码：_____

报告类型：新的□　严重□　一般□　　报告单位类别：医疗机构□　经营企业□　生产企业□　个人□　其他□_____

患者姓名：	性别：男□ 女□	出生日期： 年 月 日 或年龄：	民族：	体重(kg)：	联系方式：
原患疾病：	医院名称： 病历号/门诊号：		既往药品不良反应/事伯：有□ 无□ 不详□ 家庭药品不良反应/事件：有□ 无□ 不详□		
相关重要信息：吸烟史□　饮酒史□　妊娠期□　肝病史□　肾病史□　过敏史_____　其他□_____					

药品	批准文号	商品名称	通用名称 (含剂型)	生产厂家	生产批号	用法用量(交剂量、途径、日次数)	用药起止时间	用药原因
怀疑药品								
并用药品								

不良反应/事件名称：	不良反应/事件发生时间： 年 月 日

不良反应/事件过程描述(包括症状、体征、临床检验等)及处理情况(可附页)：

不良反应/事件的结果：痊愈□　好转□　未好转□　不详　　　　　有后遗症□　表现：_____

死亡□　直接死因：_____　　死亡时间： 年 月 日

停药或减量后，反应/事件是否消失或减轻？　　　是□　否□　不明□　未停药或未减量□

再次使用可疑药品后是否再次出现同样反应/事件？　是□　否□　不明□　未再使用□

对原患疾病的影响：不明显□　病程延长□　病情加重□　导致后遗症□　导致死亡□

关联性评价	报告人评介： 肯定□ 很可能□ 可能□ 可能无关□ 特评价□ 无法评价□ 签名：
	报告单位评价： 肯定□ 很可能□ 可能□ 可能无关□ 特评价□ 无法评价□ 签名：
报告人信息	联系电话： 职业：医生□ 药师□ 护士□ 其他□_____
	电子邮箱： 签名：
报告单位信息	单位名称： 联系人： 电话： 报告日期： 年 月 日
生产企业请填写信息来源	医疗机构□ 经营企业□ 个人□ 文献报道□ 上市后研究□ 其他□_____
备 注	

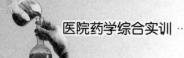
四、实施要点

1. 先组建学习小组,每班分出若干个小组,每个小组由2名成员组成,并推选一名组长。

2. 在模拟场地,每组同学选取一例药品不良反应/事件,一名扮演患者,一名扮演药师,对药品不良反应/事件情况进行调查,记录所调查的不良反应/事件基本情况,包括患者一般情况、用药情况,不良反应/事件具体表现,不良反应/事件处理及患者预后。

3. 每组同学针对药品不良反应/事件的调查结果,深入研究评价,分析讨论,准确完整地填写药品不良反应/事件报告表。

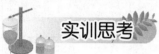
实训思考

1. 药品不良反应/事件概念、监测的意义是什么?

2. 国家为什么要建立药品不良反应/事件报告制度?

3. 什么是药品不良反应报告和监测?

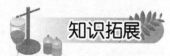
知识拓展

药师在药品不良反应(ADR)监测工作中,应该全程参与,正确、合理地协助医护人员完成ADR的处理和登记,药师在此过程中必须要把握好各关键问题的解决原则。①严格遵照国家规定的报告时限:定期向所在地的省、自治区、直辖市药品不良反应监测中心报告。②果断停用可疑药物:一旦患者发生ADR,不论症状多么轻微,都应立即停用所有可疑致病药物,以避免更严重的ADR发生。③防止药品不良事件(ADE)的误判:ADE的概念比ADR覆盖面宽,在用药过程中所发生的任何不良事件都应首先归为ADE。药师在着手处理一例ADR前,必须重新询问和推断,排除各种干扰因素,如患者的饮食、居住环境和过敏原、医嘱的依从性、体外配伍禁忌、体内药物的相互作用、护理中的失误等。④保证患者基本资料的详实性:ADR报表的填写、患者(特别是门诊患者)预后的调查等都需要患者基本资料的详细与真实。⑤加强对高危药品的管理:应采取设置专门的存放药架,并设置黑色警示牌提醒药学人员注意;有确切适应证时才能使用;调配发放要实行双人复核,确保发放准确无误等措施。⑥医院是ADR处理的主体:我国目前没有出台有关责任认定和赔偿的政策,医院应本着使患者尽快得到医治为出发点,负责患者的救治和相关处理。

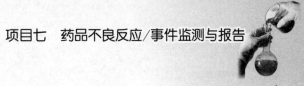

社区药品不良反应/事件监测与报告评分标准

班级： 姓名： 学号： 得分：

项 目		分 值(100)	操作实施要点	得 分
课前素质要求(5分)		5	按时上课,有实训预习报告	
操作过程	操作前准备(5分)	5	着装整洁并穿白大褂,物品准备齐全、完好	
	操作中(70分)	5	与患者交流态度和蔼亲切,语言通俗,气氛融洽;耐心聆听患者的诉说	
		10	患者一般情况;既往药品不良反应史、家族药品不良反应史、过敏史等;原疾病情况	
		15	用药情况;怀疑及用药药品名称、生产企业、批号、有效期、用药起止时间、用法用量、给药途径(如果静脉途径给药时,存在多种药品混合在同一输液器内情况,应加以说明)等	
		15	器械使用情况;以时间为主线,记录不良反应/事件发生时、动态过程中患者的症状体征、相关检查指标及采取的治疗措施	
		10	医疗机构名称、医院级别、床位数;如果患者转院治疗,也应调查相关经治医疗机构基本情况	
		5	考察药品的储存放置环节,了解怀疑药品从购入到给患者使用前的存放环境(如湿度、温度、光照、消毒措施等)	
		10	填写药品不良反应/事件报告表完整、无误	
	操作后整理(5分)	5	清洁场地,整理桌面与物品	
评 价(15分)		15	态度认真,操作规范熟练	
总 分				

监考老师： 考核时间：

（刘 玮 马灵珍）

项目八　用药指导与咨询

实验预习

1. 预习药物不同的剂型及不同的使用方法。
2. 预习常见疾病的概念、病因、临床表现及药物治疗。

实验目的

1. 掌握药物正确的使用方法。
2. 能够对常见病与多发病给予科学用药指导,能够对用药不当导致的药品不良反应有必要的认识。
3. 能根据患者的基本情况,推荐相应的药品,并进行合理用药指导。
4. 能够自觉运用人际沟通技巧及具备良好的药学服务礼仪。

实训内容

一、实训相关知识介绍

（一）合理用药

药师利用自己掌握的专业知识指导患者用药,可最大程度提高患者的药物治疗效果,提高用药的依从性、有效性和安全性;减少药品不良反应发生的几率;优化药物治疗方案,节约医药资源。

1. **依从性**　患者的依从性并不限于药物治疗,还包括对饮食、运动及家庭生活等多方面的顺从。

（1）患者缺乏依从性产生的后果

①治疗失败:患者自行调整药物剂量或停药,以致治疗失败。

②严重中毒:患者因药效不显著自行加大用药剂量,可发生严重中毒。

(2) 提高依从性的方法

①简化治疗方案:患者表现出不依从的一个重要原因就是用药品种较多,且每日用药次数也较多,患者难以坚持按时用药,如简化治疗方案,有利于提高患者的依从性。

②改善服务态度:药师发药时应耐心交待用药方法,对毒副作用较大的药品以及一些特殊用药方法应详细交待,尽量使患者能掌握用药方法与有关注意事项,才能提高患者的依从性。

③加强用药指导:可设立用药咨询窗口,从多方面对患者进行正确用药的指导。

④改进药品包装:药品包装上的标签应通俗、醒目、简单明了,必要时可附加标签以示补充,如:"该药可能有镇静作用,如发生嗜睡或精神运动障碍,请勿开车、高空作业或操作机器。"

2. 药品正确的使用方法

(1) 服药时间:药物的服药时间是根据每种药物的药效学、药动学的不同以及药物与食物的关系等多种因素来决定的。只有在正确的时间服药,才能达到药物防治疾病的预期效果。

①清晨空腹服药:清晨空腹时,胃和小肠已基本没有食物,胃排空快。此时服用药物迅速到达小肠,吸收充分,作用迅速有效。如抗结核药利福平胶囊及容积性泻药硫酸镁宜空腹服用。

②饭前服药:指饭前 30～60 分钟前服药。饭前胃的食物少,有利于药物与胃壁充分接触,发挥最大的治疗作用。凡对胃无刺激性或需要作用于胃壁的药物应饭前服用。如胃黏膜保护药硫糖铝和肠溶制剂如肠溶阿司匹林等。

③饭后服药:指饭后 15～30 分钟后服药。饭后服药,食物会影响药物与胃壁接触,所以对胃壁刺激性大的药宜易饭后服用。如解热镇痛抗炎药羟基保泰松、抗心律失常药普萘洛尔等。

④睡前服药:指睡前 15～30 分钟服药。神经衰弱的失眠患者服用的镇静催眠药,如地西泮、阿普唑仑等以及血脂调节药洛伐他汀、辛伐他汀等,宜睡前服药,有助于提高疗效。

⑤必要时服药:指病情需要时服药。如解热镇痛药复方阿司匹林在发热或疼痛时服用。抗晕动药在乘车、乘船、乘飞机前服用。

⑥顿服法:指病情需要一次性服药。某些病如肾病综合征、顽固的支气管哮喘,需长期服用糖皮质激素来控制病情,可采用顿服法。即将每日的总量,在每晨一次顿服,可减轻长期用药引起的不良反应。

例 1:乳酸左氧氟沙星片

适应证:适用于敏感菌引起的泌尿生殖系统感染,呼吸道感染,胃肠道感染,伤寒,骨和关节感染,皮肤软组织感染,败血症等全身感染。

服用时间:饭后服用,减轻药物对胃肠道的反应。

例 2:盐酸雷尼替丁胶囊

适应证:用于治疗十二指肠溃疡、胃溃疡、反流性食管炎、卓-艾(Zollinger-Ellison)综合征及其他高胃酸分泌疾病。

服用时间:十二指肠溃疡患者每天服用 1 次,可在临睡前一次口服。

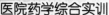

例3:氨茶碱片

适应证:适用于支气管哮喘、喘息型支气管炎、阻塞性肺气肿等缓解喘息症状;也可用于心源性肺水肿引起的哮喘。

服用时间:饭前服药,吸收较快但要多饮水(250毫升以上)。如果饭中或饭后服药,减轻胃肠道的刺激,但吸收较慢。

(2) 药物不同剂型(图8-1)的正确使用

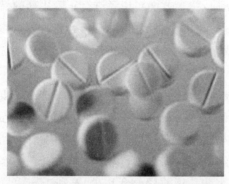
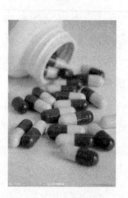
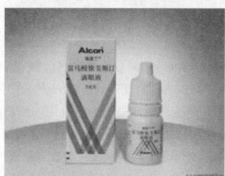
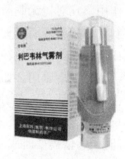
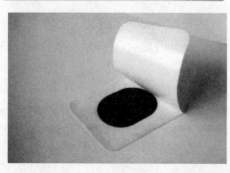
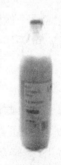

图8-1 不同剂型的药品

①普通片剂、胶囊:吞服,必要时(如儿童、吞咽困难者)可研碎服用。个别需要咀嚼服用,如硫糖铝片。

②舌下片:药片放于舌下,含后30分钟内不宜吃东西或饮水,不要咀嚼、吞咽药片。

③滴眼剂:药液从眼角侧滴入眼袋内,一次滴1~2滴。滴药时应距眼睑2~3 cm,滴管口

勿触及眼睑及睫毛,以免污染;滴后轻轻闭眼 1～2 分钟。若同时使用 2 种药液,宜间隔 10 分钟。

④缓释和控释片:必须整片(粒)吞服,不得研碎或掰开服用。

⑤含片:口腔含化,不得吞服。

⑥咀嚼片:口腔内咀嚼后服用,不得吞服。

⑦混悬液:振摇均匀后准确定量服用。

⑧透皮贴剂:用前将所要贴敷部位的皮肤清洗干净,轻轻按压使之边缘与皮肤紧贴,不宜热敷;皮肤有破损、溃烂、渗出、红肿部位不要贴敷;不要贴在皮肤皱褶处、四肢下端或紧身衣服下。

⑨气雾剂:用前将痰液咳出,口腔内食物咽下,将气雾剂摇匀,缓缓呼气尽量让肺部气体排尽,在深呼吸的同时按压气雾剂阀门,舌头向下,屏住呼吸 10～15 秒,后用鼻子呼气。喷雾后及时擦洗喷嘴,盖子套回喷口上,并用温水漱口,去除咽部残留的药物。

3. 服用药品的特殊提示　药师通过对患者及其家属的服务,增加与患者的交流,指导患者用药,最大限度地提高药物的治疗作用,降低药物的不良反应。药师在日常发药时,可能会站在自己的角度认为不同药物剂型有不同的用法是再简单不过的,一目了然,无需多交待,所以容易忽略因药物使用不当造成的不良后果。

(1) 根据不同的剂型,应提供不同指导:剂型交待应该注意的问题包括剂型特点、毒副作用(特别是胃肠刺激性)、食物影响(吸收和代谢)、生理生化病理学特点、时辰药理学要求、正确的服药姿势。①外用药一定要交待不能口服,每天用几次也要交待清楚。②内服药不能干咽,还要讲清楚饭前、饭后或睡前服,吞服还是嚼碎后服用,是用大量的水服用还是用少量的水,哪些药不能用茶水或牛奶送服。③特殊剂型的用法更要详尽说明,如外用的搽剂使用时应用力揉搓,可增加皮肤对药物的渗透作用,但一般不用于破损的皮肤;含漱剂也是外用药,药液应含在口中几分钟,然后吐掉,不可咽下;外用溶液片应溶解后用,如高锰酸钾片应取 1 片加水 1 500 毫升配制;栓剂中肛门栓在使用时,应塞入距肛门口 2 cm 处,才能使药物迅速发挥作用;防止患者用不洁的剪刀开启滴眼液、眼膏、软膏管而污染药物,这些剂型的开启方法也应告知患者或指导示范。

(2) 针对特殊人群,应提供不同指导:①对小儿和老年患者。小儿用药主要是在家长的协助和监督下使用,故应指导患儿监护人对药物剂型的正确用法,如使用滴耳液、滴鼻液时的正确体位和姿势,并督促按时用药;年龄稍大的孩子应告知药物不可随意服用。老年患者因记忆力差,视力或听力减退,在服务中应使用患者易于领会、接受和执行的语言,书面和口头交待相结合的方法,用量、用法应标记清楚,甚至一些瓶盖的开启方法也应有指导。②对于女性患者。要注意询问是否已经妊娠或有无怀孕的打算,是否正在哺乳。

(3) 针对患者受教育程度的不同,提供不同指导:对文化程度高的患者只需把标签写清楚,稍加说明即可,对于文化程度较低的患者要仔细具体地说明,一般口头交待尽量不使用专业化的术语,应做到通俗易懂,清楚明了,使其真正领会。

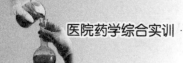

例1:患儿,男,7岁。诊断:病毒性感冒。

处方:利巴韦林含片　0.1 g×20片

用法:0.1 g　含服　一日3次

结果:患儿上午就医,下午4时其父母再次将患儿送往医院,因发现其将一盒利巴韦林片当糖丸全部吃下。

分析:口含片一般用于口腔、咽喉部的疾病,可将药片含在口腔或颊部缓慢溶解。为适宜含服,一般口味较好。儿童是一个特殊的用药群体,药师在发药时应针对儿童生性好动,好奇,安全意识差的特点,详细交待患儿的监护人药物剂型的用法和用量,并提醒其监护人把药物(包括成人用药)放在儿童不易触及的地方。

例2:患者,女,70岁。诊断:高血压。

处方:非洛地平缓释片(波依定)　5 mg×10片

用法:5 mg　口服　一日1次

结果:服用数周无效。经询问得知,患者因感觉药片难以吞下,嚼碎后服用。

分析:不能咀嚼后服用,应用温开水空腹吞服。服用任何控(缓)释制剂的药物都要整粒吞服,千万不能嚼碎或掰开服用,否则失去控(释)制剂缓慢释放药效的意义,还会发生药物倾泻现象。

例3:患者,男,67岁。诊断:哮喘。

处方:硫酸特布他林气雾剂(商品名喘康速)　200喷

用法:每次2喷　必要时用

结果:患者自述只喷了一百多喷就没了,而且效果不佳,投诉药品质量。

分析:本患者在使用气雾剂前未充分摇匀,所以药物未充分发挥疗效。硫酸特布他林气雾剂是混悬液型气雾剂,由于药物与溶媒易分层,分散不均匀,若用前不摇匀,很可能喷出来的是抛射剂而非药液。起不到治疗作用,而造成药物不必要的浪费。

(二)药学咨询

用药咨询是药师为广大群众提供药学服务的重要方式之一。近年来,医院药学正在向以病人为中心、药品为手段、运用药学专业知识开展药学服务的方向发展,从过去的"面向药品"转为"面向病人",医、药、护分工模式逐步转变为医药护结合的新型模式。调剂工作由窗口供应服务型向技术服务型转变,变被动服务为主动服务。医院药房向医患双方提供用药咨询服务是适应这种转变的具体措施。药学人员开展药物咨询,提供直接的、负责任的咨询服务,对治疗药物,要向患者提供相关信息,包括名称、详尽的使用指导(每次药物的用量、用药间隔、用药期限)、任何对身体或精神产生的损害、药物的失效期、保存条件等。对特殊患者还要帮助选择药物的剂型、决定用药剂量和用药时间等。告诉患者可能的不良反应和应急处理方法,直接面向服务的人群,使治疗目标得以实现。

1. 咨询环境与方式

(1) 咨询环境(图8-2):

①咨询处紧邻门诊药房,方便患者向药师咨询用药相关的问题。

②标志明确:咨询处位置应明确、显而易见。

③环境舒适:相对安静、使患者感觉信任和舒适。

④适当隐蔽:大多数患者可采用柜台式面对面咨询;特殊患者(妇产科、泌尿科、皮肤及性病科患者)应单设一个比较隐蔽的咨询环境,便于患者放心、大胆地提出问题。

⑤必备设备:医药学相关参考资料、书籍、计算机、打印机。

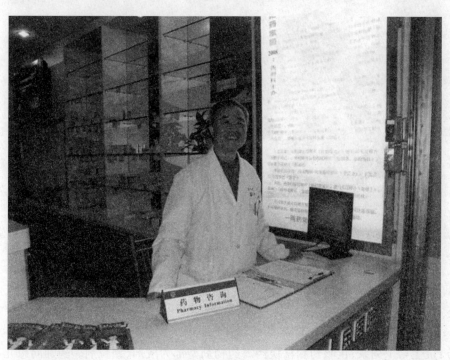

图8-2 用药咨询环境

(2) 咨询方式:

①主动咨询:药师向患者主动讲授用药安全知识、发放合理用药的宣传资料或促进健康的小知识。

②被动咨询:患者先提问,药师再面对面或通过电话、网络等方式向患者作答。

2. 咨询内容 药品名称、适应证、用药方法、用药剂量、服药后预计疗效及起效时间、维持时间、药品不良反应与药物相互作用、有无替代药物或其他疗法、药品的鉴定辨识、贮存和有效期、药品价格,是否进入医疗保险报销目录等。

3. 咨询要点

(1) 态度:语言通俗,亲切和蔼,热情耐心,让病人感觉到值得信赖。

(2) 沟通:要准确把握患者要咨询的问题,学会倾听患者的诉说,具有一定的沟通能力。药

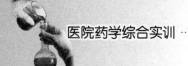
师可采取开放式提问,让患者说话,从中药师可以收集相关信息,全面了解患者的情况,以便向患者提供相应的药物信息。对于一般患者的咨询,要以容易理解的医学术语来解释,应尽量使用描述性语言以便患者能正确理解,还可以口头与书面解释方式并用。尽量不用带数字的术语来表示(图8-3)。

(3) 及时回答不拖延:能当场解答就当场解答,不能当场答复的,不要冒失回答,要问清对方何时需要答复,进一步查询相关资料后尽快予以正确答复。

(4) 尊重患者的意愿,保护患者的隐私:不得将咨询档案等患者的信息资料用于商业目的。

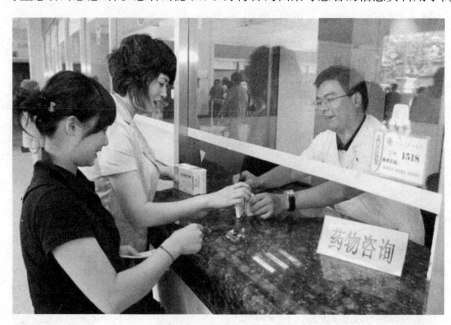

图8-3 药物咨询窗口

例1:患者,女性,3岁。感冒发烧,母亲带来医院就诊。

处方:抗生素干糖浆、止咳药和祛痰药。药物剂型都为散剂、颗粒剂。药师向患儿母亲确认小孩是否能够服用这些剂型的药品。

①对话:封闭式。

药师:小孩能服用散剂和颗粒剂吧?

患儿的母亲:能,没问题。

分析:药师的提问显然是一种封闭方式的提问方式,药师从患者家属的回答中得到的信息是:小孩可以服用散剂和颗粒剂。信息仅此一条,交流也就结束了。

②对话:开放式。

药师:小孩一般怎样服用这些散剂和颗粒剂的药品?

患者的母亲:我这个孩子喜欢喝牛奶,平时把药粉加到牛奶中喝。如果只用水冲药粉的话,孩子嫌味道不好,不肯喝。不过,用牛奶服药,不知道行不行,您说呢? 可以吧?

分析:药师通过开放式对话得到更多信息,如患儿不喜欢药粉的味道;加在牛奶中服用,是否对药效有影响。药师对此可有针对性指导、说明,如短时间对效果没有影响,由此消除母亲的顾虑。

例2:患者,男性,25岁。持力欣奇来问,是否含有青霉素成分?

①对话:封闭式。

用他可能听得懂的话告诉他没有。或者再专业点:力欣奇成分为头孢羟氨苄,属头孢类抗生素,但与青霉素具有结构相同的部分,有的书上也把它们归入同一大类。

分析:药师只从字面理解患者的提问,向患者解释该药成分,并不清楚患者咨询的意图。患者并没有获得所需要的药物信息。

②对话:开放式。

药师:你为什么要来问这个问题?

患者:我对青霉素高度过敏。

药师:给医生讲了吗?

患者:没有。

药师:那你确实不能用。虽然不是所有对青霉素过敏的人对头孢类都过敏,但确有对青霉素过敏的人对头孢类也过敏。你又是高度过敏,建议你去与医生商量一下,不用头孢类抗生素,改用其他类别的抗菌药。

患者:好的。

分析:通过开放式提问,患者说出对青霉素过敏,通过交流,药师对此采取适当措施,避免了可能出现的不良反应。

二、实训任务

1. 女性,27岁,哺乳期(40天),因患肩周炎,询问是否能用酮洛芬凝胶(法斯通)?

2. 患儿,4岁,因呼吸道感染,使用头孢羟氨苄颗粒剂。每袋2 g,儿童常用量50 mg/(kg·d),分两次服用。若患儿体重25 kg,每次的服用剂量是多少?

3. 男性,72岁,腰椎间盘突出。由于腰疼,一直服用尼美舒利片。现患者持尼美舒利片来咨询,包装中的药不一样,有的表面有划痕,有的没有,而且这种药已经吃了5年了,最近吃得效果没有以前好,问是否有质量问题?

4. 女性,60岁,因血压控制未达标就诊,咨询:几种钙拮抗剂合用可以增强降压作用吗?

5. 女性,55岁,口服美托洛尔片(倍他乐克)后恶心,询问是否是副作用?

6. 女性,26岁,怀孕,医生处方:吗特纳片(惠氏公司生产)。后要求退药,理由:每片含叶酸1 mg,经网上查询及看有关厂家宣传认为应是0.4 mg。认为本品叶酸含量过大,而且惠氏主要是生产奶粉的,对它的药品不放心。如何解释?

7. 男性,45岁,胃炎就诊。处方:硫糖铝混悬液、埃索美拉唑片。硫糖铝、埃索美拉唑都需要饭前服用,但硫糖铝混悬液说明书中说明服用其半小时内不能服用抑酸剂,询问如何安排这两种药的服用时间?

8. 女性,30岁。十二指肠球部溃疡,HP(＋)。处方为四联处方:奥美拉唑＋替硝唑＋阿莫西林＋丽珠得乐。患者前来咨询:为何处方中有替硝唑和阿莫西林?

三、实训用物

实训场地为模拟药房,各种药物(或药物包装盒)若干,实训人员两人一组,抽签决定扮演药师或咨询者。

四、实施要点

1. 注重与患者沟通交流,特别是对老人、儿童、孕妇与哺乳妇女等特殊人群,开展药物指导,提供直接的、负责任的咨询服务,促进合理安全用药。

2. 要掌握常用药物的相关信息,不仅要熟悉药品的通用名、商品名、规格,还要能详细地说明药品的正确用法、用量,了解不同药物间的相互作用以及食物对药物作用的影响,并能解释清楚药物可能潜在的各种不良反应。

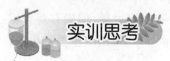

实训思考

1. 有几种服药的时间? 分别有何意义?
2. 有哪些常用剂型? 服药的注意事项有哪些?
3. 药学咨询的注意事项有哪些?

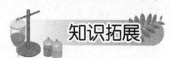

知识拓展

用药指导与咨询就是在医疗卫生保健过程中,药师应用药学专业知识,向医务人员、患者及公众提供直接的、有责任的、与药物使用有关的服务,提高药物使用的安全性、有效性和经济性,实现改善与提高人类生活质量的理想目标。用药指导与咨询的对象是全体公众,体现"以人为中心"的指导思想。

药师的主要职责包括:综合、分析患者信息,根据获得信息、患者情况、疾病类型和医生的治疗观点,提出合理用药方案,并及时与他们交流,保证用药的安全性和有效性;提高患者依从性,患者的依从性对治疗结果影响很大,在美国由于患者的非依从性占全部医疗失败的30%～50%,所以药师有义务教育患者充分理解自己对获得满意治疗效果负有责任,遵循治疗方案,明智使用药物;药师还要通过继续教育、自身实践等掌握药学专业相关知识和技能,不断提高服务水平。

用药指导与咨询评分标准

班级：　　　　姓名：　　　　学号：　　　　得分：

项　目	分　值(100)	操作实施要点	得　分
课前素质要求(5分)	5	按时上课，有实训预习报告	
操作过程	操作前准备(5分)	5	着装整洁并穿白大褂，物品准备齐全、完好；自学病例，准备病例资料，小组讨论	
	操作中(70分)	10	问病的态度和蔼亲切，语言通俗，气氛融洽	
		5	耐心聆听患者的诉说	
		10	对特殊人群提供特殊指导	
		10	用药咨询的问话具有技巧和逻辑性	
		20	把握患者对药物情报的需要，提供准确情报	
		5	充分利用说明书、工具书	
		10	对患者进行用药教育，提高用药依从性	
	操作后整理(5分)	5	清洁、整理台面	
评　价(15分)		15	态度认真，表演自然流畅	
总　分				

监考老师：　　　　　　　　　　　　考核时间：

（阚　晶）

项目九 药物治疗方案制订与评价

任务1 心血管系统药物应用

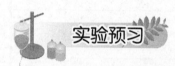

实验预习

1. 预习心血管系统疾病病例内容。
2. 预习心血管系统常见疾病的概念、病因、发病机制、临床表现及治疗原则；
3. 预习心血管系统常用药物的药理作用、临床应用和不良反应。

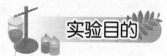

实验目的

1. 指导心血管系统疾病患者合理用药。
2. 学会制定和评价高血压的药物治疗方案。
3. 学会制定和评价充血性心力衰竭的药物治疗方案。
4. 学会制定和评价心绞痛的药物治疗方案。

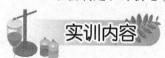

实训内容

一、实训相关知识介绍

心血管系统常见疾病包括高血压、高血脂、心绞痛等。

（一）高血压

高血压即动脉血压高于正常水平，是一种常见临床综合征。世界卫生组织的诊断标准为成人收缩压≥140 mmHg 和（或）舒张压≥90 mmHg。高血压可分为原发性和继发性两大类。高血压作为主要临床表现而病因不明的称原发性高血压，亦称高血压病，约占所有高血压病人的90%。在某些疾病中（肾病、内分泌疾病、动脉炎症及狭窄、脑部病变），高血压只是其临床症状之一，称继发性高血压。依据血压增高程度，可将高血压分级（表9-1-1）。

表 9-1-1　高血压分级

	收缩压(mmHg)		舒张压(mmHg)
正常血压	<120	和	<80
正常高值	120~139	和(或)	80~89
高血压	≥140	和(或)	≥90
1 级高血压(轻度)	140~159	和(或)	90~99
2 级高血压(中度)	160~179	和(或)	100~109
3 级高血压(重度)	≥180	和(或)	≥110

大部分高血压患者还有血压升高以外的心血管危险因素。因此,高血压患者的诊断和治疗不能只根据血压水平,必须对患者进行心血管风险的评估并分层。心血管风险分层根据血压水平、心血管危险因素、靶器官损害、临床并发症,分为低危、中危、高危和很高危四个层次(表 9-1-2)。

表 9-1-2　高血压分层

其他危险因素和病史	血压(mmHg)		
	1 级高血压 SBP 140-159 和/ 或 DBP 90-99	2 级高血压 SPB 160-179 和/ 或 DBP 100-109	3 级高血压 SBP≥180 和/ 或 DBP≥110
无	低危	中危	高危
1~2 个其他危险因素	中危	中危	很高危
≥3 个其他危险因素或靶器官损伤	高危	高危	很高危
临床并发症或合并糖尿病	很高危	很高危	超高危

1. 临床表现　由于高血压病的不同类型和病情发展的不同阶段,可有错综复杂的各种临床表现。早期病人的临床症状往往不很明显,在体检时才被发现高血压。最早病人的血压上升,常受精神和劳累等因素影响,在适当休息后可恢复到正常,临床上常见的症状有头痛、头晕、耳鸣、健忘、失眠、乏力、心悸等。当病情至中、晚期时,由于全身细小动脉长期反复痉挛,以及脂类物质在管壁沉着引起管壁硬化(图 9-1-1),可造成心、脑、肾等重要脏器的缺血性病变。

(1) 心脏:血压长期升高,左心室出现代偿性肥厚,当此种高血压性心脏病进一步发展,可导致左心功能不全,继而出现右心肥厚和右心功能不全。

(2) 肾脏:主要因为肾小动脉硬化,使肾功能逐渐减退,出现多尿、夜尿,尿检时可有少量红细胞、管型、蛋白,尿比重减轻。随着病情的不断发展,最终还可导致肾衰竭,而出现氮质血症或尿毒症。

(3) 脑:如脑血管有硬化或痉挛时,常导致脑组织缺血、缺氧,产生不同程度的头痛、头晕、眼花、肢体麻木或暂时性失语、瘫痪等症状。脑血管在以上的病理基础上,可进一步发展引起脑卒中,其中以脑溢血及脑动脉血栓形成最常见。

(4)眼底:在早期可见眼底视网膜细小动脉痉挛或轻、中度硬化,到晚期可见有出血及渗出物,视神经乳头水肿。

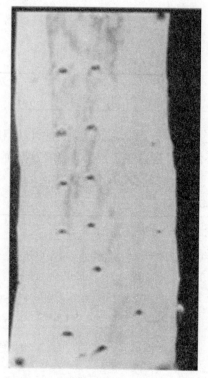
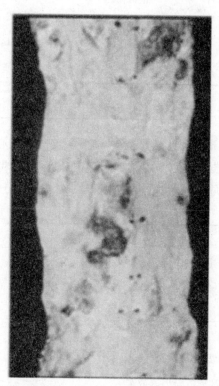

A 平滑,弹性好的动脉　　　　　　　　B 僵硬,粥样硬化、弹性差的动脉

图 9-1-1

2. **高血压治疗的基本原则**　治疗高血压的主要目的是最大程度地降低心脑血管并发症发生和死亡的总体危险。对于一般高血压患者降压目标是 140/90 mmHg 以下,对于合并糖尿病或肾病等高危病人,血压应在病人能耐受的情况下酌情降至更低水平。

降压治疗药物应用应遵循以下 4 项原则:

(1) 小剂量:初始治疗时应采用较小的有效治疗剂量,并根据需要,逐步增加剂量。

(2) 尽量应用长效制剂:尽可能使用一天一次给药而有持续 24 小时降压作用的长效药物,以有效控制夜间血压与晨峰血压,更有效预防心脑血管并发症发生。

(3) 联合用药:以增加降压效果又不增加不良反应的前提下,在低剂量单药治疗疗效不满意时,可以采用两种或多种降压药物联合治疗。

(4) 个体化:根据患者具体情况,如血压水平、危险因素、靶器官损害、临床症状及其他合并症,结合家庭经济情况和药物副反应,选择合适患者的药物,以达到最有利于患者的最佳效果。

3. **常用降压药**(表 9-1-3)

(1) 钙通道阻滞剂:主要通过阻断血管平滑肌细胞上的钙离子通道发挥扩张血管、降低血压的作用。包括二氢吡啶类钙拮抗剂和非二氢吡啶类钙拮抗剂。

（2）血管紧张素转化酶抑制药（ACEI）：通过抑制血管紧张素转化酶，抑制肾素-血管紧张素系统，发挥降压作用。此类药物对于高血压患者具有良好的靶器官保护作用。

（3）血管紧张素Ⅱ受体阻断药（ARB）：作用机制是阻断血管紧张素Ⅱ受体发挥降压作用。此类药物可降低高血压患者靶器官损伤，降低糖尿病或肾病患者的蛋白尿及微量白蛋白尿。

（4）利尿剂：通过利钠排水、降低高血容量发挥降压作用。用于控制血压的利尿剂主要是噻嗪类利尿剂。此类药物是难治性高血压的基础药物之一。

（5）β受体阻断剂：主要通过抑制交感神经发挥降压作用。

表 9-1-3　降压药名称、剂量及用法

药物分类	药物名称	剂量及用法
利尿剂	吲达帕胺	2.5～5 mg，1 次/日
	氢氯噻嗪	12.5～25 mg，1～2 次/日
	螺内酯	20 mg，2 次/日
	氨苯喋啶	50 mg，1～2 次/日
钙拮抗剂	硝苯地平	5～20 mg，3 次/日
	尼莫地平	40 mg，3 次/日
	氨氯地平	5～10 mg，1 次/日
ACEI	卡托普利	12.5～50 mg，2～3 次/日
	依那普利	5～10 mg，2 次/日
	贝那普利	10～20 mg，1 次/日
ARB	氯沙坦	25～100 mg，1 次/日
	缬沙坦	80 mg，1 次/日
β受体阻断剂	普萘洛尔	10～20 mg，2～3 次/日
	美托洛尔	25～50 mg，2 次/日
	阿替洛尔	50～100 mg，1 次/日

（二）高血脂症

高血脂症即空腹时血浆胆固醇、甘油三酯等血脂成分的浓度超过正常标准。常见的高血脂变化表现为下列一项或多项指标异常：①血清总胆固醇（TC）水平升高；②血清甘油三酯（TG）水平升高；③血清高密度脂蛋白胆固醇（HDL-C）水平异常减低。

高血脂症分为以下四种类型：

（1）高胆固醇血症：血清总胆固醇>5.72 mmol/L，甘油三酯<1.70 mmol/L。

（2）高甘油三酯血症：血清甘油三酯>1.70 mmol/L，总胆固醇<5.72 mmol/L。

（3）混合型高脂血症：血清总胆固醇和甘油三酯含量均增高，即总胆固醇>5.72 mmol/L，

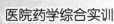

甘油三酯＞1.70 mmol/L。

(4) 低高密度脂蛋白血症:血清高密度脂蛋白-胆固醇(HDL-C)＜0.91 mmol/L。

1. 临床表现　高血脂的症状多表现为:头晕、神疲乏力、失眠健忘、肢体麻木、胸闷、心悸等。有的患者血脂高但无症状,常常是在体检化验血液时发现高脂血症。高脂血症常常伴随着体重超重与肥胖。

长期高血脂,脂质在血管内皮沉积所引起的动脉粥样硬化,最终会导致冠心病、脑中风等严重疾病,表现为心绞痛、心肌梗死、脑卒中和间歇性跛行(肢体活动后疼痛)等。少数高血脂还可出现角膜弓和高脂血症眼底改变(图 9-1-2)。

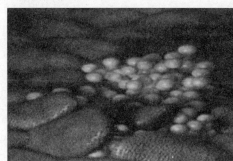

A 血脂　　　　　　　　　B 动脉管壁血脂沉积

图 9-1-2

2. 高血脂症治疗的基本原则

(1) 对于血脂的几种指标,应分清主次、全面兼顾。重视降 LDL-C 水平的同时,兼顾降 TG 和升高 HDL-C 水平。

(2) 应根据动脉粥样硬化的危险程度,尽量达到合适的目标水平,不应仅满足血脂水平的下降幅度,对危险性越高的患者,越应尽早开始药物疗法。

(3) 因血脂合成酶类在晚上活跃,故每日一次用药者,最好在晚餐后用药。

3. 常用降血脂药(表 9-1-4)

(1) 羟甲基戊二酰辅酶 A 还原酶抑制剂(他汀类):目前临床应用最广泛的一类药物。抑制胆固醇合成的限速酶羟甲基戊二酰辅酶 A(HMG-CoA)还原酶,主要降低 LDL-C 水平,同时可轻度降低 TG 和升高 HDL-C 水平。用于 TC 升高为主的高血脂,或者 TG 轻度升高的混合型高血脂者。

(2) 苯氧乙酸类调脂药(贝特类):增加脂蛋白脂肪酶活性,加速 VLDL 分解并减少合成,主要降低 TG 水平,兼降 TC 和升高 LDL-C 水平。用于 TG 升高为主的高血脂,或 TG 显著升高的混合型高血脂患者。

(3) 其他药物:烟酸类、树脂类、不饱和脂肪酸类、其他与贝特类结构相似的苯氧芳酸类等。因许多药物副作用较大,或疗效欠佳等原因,故近年已不常用。

表 9-1-4 降脂药名称、剂量和用法

药物分类	药物名称	剂量及用法
他汀类	阿托伐他汀	10～20 mg,1 次/日
	辛伐他汀	20～40 mg,1 次/日
	洛伐他汀	40 mg,1 次/日
	普伐他汀	40 mg,1 次/日
贝特类	吉非罗齐	500 mg,2 次/日
	非诺贝特	100 mg,3 次/日
	苯扎贝特	200 mg,3 次/日

（三）心绞痛

心绞痛是指冠状动脉供血不足,心肌暂时缺血与缺氧所引起的以心前区疼痛为主要临床表现的一组综合征。心绞痛的主要病理改变是不同程度的冠状动脉粥样硬化。目前认为引起冠状动脉粥样硬化的危险因素有血脂代谢紊乱、高血压、糖尿病、吸烟、肥胖、高尿酸血症、高纤维蛋白原血症、遗传因素等。

临床上常将心绞痛分为稳定型心绞痛和不稳定型心绞痛两种类型。稳定型心绞痛是指在一段时间内的心绞痛的发病保持相对稳定,均由劳累诱发,发作特点无明显变化。不稳定型心绞痛包括初发性心绞痛、静息性心绞痛、变异性心绞痛和劳力恶化性心绞痛。主要的特点是疼痛发作不稳定、持续时间长、自发性发作危险性大,易演变成心肌梗死(图 9-1-3)。

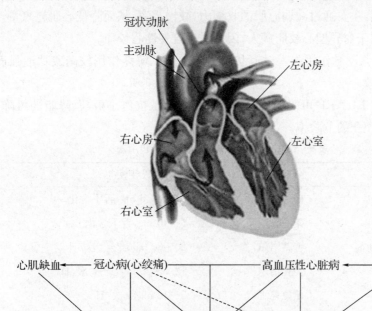

图 9-1-3 心脏解剖结构及冠心病预后

1. 临床表现　疼痛是心绞痛的重要症状,典型的心绞痛发作常有以下特点:

(1)诱因:常由于体力劳动、情绪激动、饱餐和寒冷所诱发。劳力诱发的心绞痛,休息可使之缓解。病情严重者也可在吃饭、穿衣、排便或休息时发生,有些亦可发生于夜间。

(2)部位:典型的疼痛部位为胸骨体上段或中段的后方,也可在心前区,疼痛常放射至左肩沿左肩前内侧直至小指、无名指,有时也可放射至颈部、下颌及咽部,亦有放射至左肩胛区或上腹部并伴有消化道症状。

(3)性质:疼痛性质因人而异,多为压迫、发闷和紧缩,有时有濒死感。疼痛程度可轻可重,重者表情焦虑,面色苍白,甚至出汗。

(4)持续时间及其缓解:疼痛常持续1～5分钟,可自行缓解,偶尔持续15分钟,在休息后或即刻舌下含硝酸甘油后数分钟内疼痛即可缓解。发作可数天或几个星期一次,或一天内多次。变异型心绞痛常在夜间休息时发作,与劳力无关,疼痛较剧烈,持续时间较长。

2. 心绞痛治疗的基本原则

(1)稳定型心绞痛:改善冠脉血供,减少心肌耗氧,治疗动脉硬化。缓解症状,提高患者生活质量,延长或逆转动脉粥样硬化,降低死亡率。

(2)不稳定型心绞痛:稳定病变,防止病变进展,减少心肌梗死,降低死亡率。

3. 常用抗心绞痛药(表9-1-5)

(1)硝酸酯类:主要作用为扩张静脉,减少回心血量,减轻心脏前负荷,心肌耗氧量减少;扩张冠状动脉,改善缺血区心肌血供。舌下含化,迅速缓解心绞痛症状,适用于各型心绞痛。

(2)β受体阻断剂:主要通过减弱心肌的收缩力,减慢心率,从而降低心肌耗氧量,适用于劳力性心绞痛,但不宜用于变异型心绞痛病人,因可诱发自发性心绞痛。

(3)钙拮抗剂:扩张动脉作用强。对冠状动脉的扩张及解痉作用较硝酸甘油强而持久,控制变异型心绞痛最有效。

(4)其他药物:ACEI、ARB可改善心室重构,保护心脏;抗血小板药、降脂药可降低血管病性死亡率和发生心肌梗死的危险率。

表9-1-5　抗心绞痛药名称、剂量和用法

药物分类	药物名称	剂量及用法
硝酸酯类	硝酸甘油	0.6～0.8 mg,舌下含化
	硝酸异山梨酯	5～10 mg,舌下含化
β受体阻断剂	普萘洛尔	20～80 mg,2～4 次/日
	美托洛尔	12.5～25 mg,2～3 次/日
钙拮抗剂	氨氯地平	5～10 mg,1 次/日
	非洛地平	5～10 mg,1 次/日
	尼莫地平	10～20 mg,3 次/日

续表 9 - 1 - 5

药物分类	药物名称	剂量及用法
抗血小板药	阿司匹林	50～100 mg,1 次/日
	双嘧达莫	25～50 mg,3 次/日
他汀类	阿托伐他汀	10～20 mg,1 次/日
	辛伐他汀	20～40 mg,1 次/日
ACEI	卡托普利	12.5～50 mg,2～3 次/日
	依那普利	5～10 mg,2 次/日
ARB	氯沙坦	25～100 mg,1 次/日
	缬沙坦	80 mg,1 次/日

二、实训任务

每班学生随机分组,每组由 4～6 人组成,每个小组选出一个组长,每个学生承担病例分析的某一部分工作,在课堂讨论前自学病例,准备病例资料。课堂讨论时,可采取先由组长汇总小组成员意见,阐述制订的治疗方案并进行评价,然后其他学生提出对病例及治疗方案的疑问,由该组成员答疑。

1. 患者,男性,66 岁。患者于 2 月前出现头晕,清晨明显,伴头胀,无头痛,无恶心呕吐,无视物旋转,无肢体及言语不利。在某医院就诊测血压为 170/75 mmHg。否认既往高血压、冠心病及脑血管病史。有高盐饮食习惯,吸烟史 10 年,饮酒史 10 年。查体:血压 160/80 mmHg;心肺(一)。实验室检查:尿蛋白(+);心电图:T 波改变;LDL-C 3.20 mol/L;头颅 CT(一)。

请分析患者患有什么病? 请针对该患者制定治疗方案并评价该治疗方案。

2. 患者,女性,57 岁。患者于 2 月前出现头晕,头胀,伴心慌乏力。既往有糖尿病病史 5 年,平时服二甲双胍等药物,血糖控制尚可。查体:血压:170/105 mmHg,心肺(一)。实验室检查:尿葡萄糖(+)。生化常规:TG 2.68 mmol/L,LDL-C 4.01 mmol/L;血葡萄糖 8.0 mmol/L。

请分析患者患有什么病? 请针对该患者制定治疗方案并评价该治疗方案。

3. 患者,男性,53 岁。患者半年来活动或情绪激动时出现心前区压迫感,持续约 5 分钟,经休息或含化硝酸甘油后缓解。两年前体检发现"高血压、高血脂"。查体:血压:155/90 mmHg,心肺(一),双下肢不肿。实验室检查:心电图:窦性心律,心率 61 次/分;T 波低平。心脏彩超显示:左室舒张功能减退,下壁间隔节段性运动减弱。生化检查:TC 4.7 mmol/L,TG 4.81 mmol/l,HDL-C 0.73 mmol/L,LDL-C 2.43 mmol/L,空腹血糖 5.34 mmol/L。

请分析患者患有什么病? 请针对该患者制定治疗方案并评价该治疗方案。

4. 患者,男性,63 岁,一年前因吵架出现心前区疼痛,胸部呈闷痛,面色苍白,心率加快,出冷汗,伴左臂内无名指和小指疼痛,持续几十秒至一分钟,休息约一分钟得到缓解,所以病人没有重视。此后每个月发作 2～3 次,疼痛出现后常逐渐加重,3～5 分钟内逐渐消失。一个星期

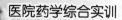

前因劳动时疼痛难耐,病人出现濒死感,遂住院治疗。查体:HR 80 次/分;R 18 次/分;BP 120/90 mmHg。心电图检查:出现非特异性 ST 段和 T 波异常;心绞痛发作时出现 ST 段压低(≥0.1 mV),出现 T 波倒置。放射性核素检查:显示心肌灌输缺损部位。胸片:心影增大。

请分析患者患有什么病?请针对该患者制定治疗方案并评价该治疗方案。

三、实训用物

实训场地为模拟药房,处方若干。

四、实施要点

1. 要掌握心血管系统常用药物的相关信息,熟悉药品的通用名、商品名、规格、药理作用、用法、用量,了解不同药物间的相互作用以及食物等对药物作用的影响,并能解释清楚药物可能潜在的各种不良反应。

2. 要掌握心血管系统常见疾病的相关信息,熟悉、了解心血管系统常见疾病的病因病理、发病机制、临床表现、治疗原则以及疾病对药物的影响。

3. 详细研究患者信息,做出正确诊断;针对不同患者,考虑影响药物作用的各种因素,制定最佳治疗方案。

4. 每个小组必须在讨论前自学病例,准备参与讨论的病例材料,提出合理治疗方案,给出药物治疗依据。必须积极参与课堂病例讨论。

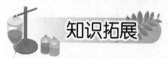
实训思考

1. 心血管系统疾病有哪些常用药物?其作用机制和药理作用是什么?
2. 有哪些心血管系统常见的疾病?常见疾病的治疗原则有哪些?
3. 制定治疗方案要考虑哪些因素?

知识拓展

经皮冠状动脉介入治疗(PCI)是指经心导管技术疏通狭窄甚至闭塞的冠状动脉管腔,从而改善心肌的血流灌注的治疗方法,在世界应用已有 30 多年历史。PCI 手术方法是将导管经大腿股动脉或其他周围动脉插入,送至升主动脉,然后探寻左或右冠状动脉口插入,注入造影剂,使冠状动脉显影。这样能较明确地揭示冠状动脉的解剖畸形和其阻塞性病变的位置、程度、范围,进而对心血管疾病实施检查和治疗。其特点是创伤小、痛苦小、恢复快。

但目前 PCI 还有局限性,术后并发症发生率高,加之近年来抗血小板药、抗凝药应用加强,给 PCI 术后患者止血带来困难,出血合并症发病率增高,有时甚至需要输血或外科手术治疗。

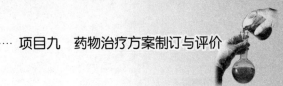

心血管系统药物应用评分标准

班级：　　　　姓名：　　　　学号：　　　　得分：

项　目	分　值 (100)	操作实施要点	得　分
课前素质要求 (5分)	5	按时上课,有实训预习报告	
操作过程 操作前准备 (10分)	10	着装整洁并穿白大褂,物品准备齐全、完好;自学病例,准备病例资料,小组讨论	
	10	对病例分析比较合理	
操作中 (65分)	15	对疾病的概念、病理机制、症状阐述基本正确	
	10	对疾病治疗基本原则阐述基本正确	
	15	制定治疗方案比较合理	
	15	对学生提出的问题回答比较合理	
操作后整理 (5分)	5	清洁、整理实训场地	
评　价(15分)	15	态度认真,表演自然熟练	
总　分			

监考老师：　　　　　　　　　　考核时间：

（阚　晶）

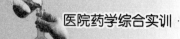
任务 2　呼吸系统药物应用

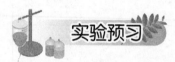

实验预习

1. 预习呼吸系统疾病病例内容。
2. 预习呼吸系统常见疾病的概念、病因、发病机制、临床表现及治疗原则。
3. 预习呼吸系统常用药物的药理作用、临床应用和不良反应。

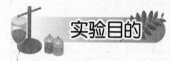

实验目的

1. 指导呼吸系统疾病患者合理用药。
2. 学会制定和评价支气管哮喘的药物治疗方案。
3. 学会制定和评价支气管炎的药物治疗方案。
4. 学会制定和评价肺结核的药物治疗方案。

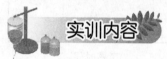

实训内容

一、实训相关知识介绍

呼吸系统疾病是一类常见病、多发病,主要病变在气管、支气管、肺部及胸腔,病变轻者多咳嗽、胸痛、呼吸受影响,重者呼吸困难、缺氧,甚至呼吸衰竭而致死。

(一) 支气管哮喘

支气管哮喘(简称哮喘)是由多种细胞包括气道的炎症细胞和结构细胞(如嗜酸粒细胞、肥大细胞、T 细胞、中性粒细胞、平滑肌细胞等)和细胞因子参与的气道慢性炎症性疾病,导致气道反应性增高,气道狭窄,呼气阻力增大,引起反复发作性的喘息、气急、胸闷或咳嗽等症状,常在夜间和(或)清晨发作、加剧,多数患者可自行缓解或经治疗缓解(图 9－2－1)。

根据临床表现哮喘可分为急性发作期、慢性持续期和临床缓解期。

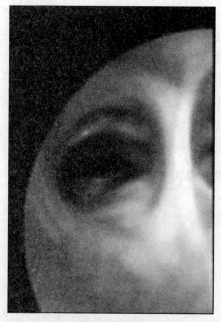
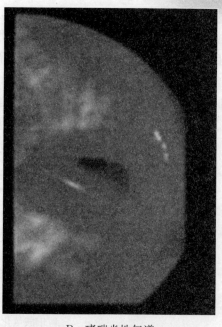

| A　正常气道 | B　哮喘炎性气道 |

图 9－2－1

1. 临床表现　哮喘患者的常见症状是呼气性呼吸困难、胸闷、咳嗽,有时咳痰,少数患者还可能以胸痛为主要表现,这些症状经常在患者接触烟雾、香水、油漆、灰尘、宠物、花粉等刺激性气体或变应原之后发作,夜间和(或)清晨症状也易发生或加剧。哮喘发作时双肺可听到弥漫性呼气相哮鸣音,严重发作者张口呼吸、端坐呼吸、大量出汗、发绀。症状可在数分钟内发作,经数小时至数天,多数患者可自行缓解或经治疗缓解。

2. 支气管哮喘治疗的基本原则

(1) 有效控制急性发作症状并维持最轻的症状,甚至无任何症状,防止哮喘的加重。

(2) 尽量维持肺功能接近正常水平,保持正常活动(包括运动)的能力。

(3) 尽量避免引起哮喘发作的诱因。

3. 常用平喘药(表 9－2－1)

(1) 糖皮质激素:最有效的控制气道炎症的药物。给药途径包括吸入、口服和静脉应用等,吸入为首选途径,可以有效减轻哮喘症状、提高生命质量、改善肺功能、降低气道高反应性、控制气道炎症,减少哮喘发作的频率和减轻发作的严重程度,降低病死率。口服给药适用于中度哮喘发作、慢性持续哮喘、吸入大剂量激素治疗无效的患者和作为静脉应用激素治疗后的序贯治疗。静脉给药用于严重急性哮喘发作时。

(2) β_2 受体激动剂:通过对气道平滑肌和肥大细胞等细胞膜表面的 β_2 受体的激动作用,舒张气道平滑肌、减少肥大细胞和嗜碱粒细胞脱颗粒和介质的释放、降低微血管的通透性、增加气道上皮纤毛的摆动等,缓解哮喘症状,一般吸入给药,可在数分钟内起效,疗效可维持数小时,是缓解轻至中度急性哮喘症状的首选。

（3）白三烯受体阻断剂：除吸入激素外，是唯一可单独应用的长效控制药，可作为轻度哮喘的替代治疗药物和中重度哮喘的联合治疗用药。通过对气道平滑肌和其他细胞表面白三烯受体的阻断作用抑制肥大细胞和嗜酸粒细胞释放半胱氨酰、白三烯，抑制哮喘和炎症。

（4）茶碱：具有舒张支气管平滑肌作用，并具有强心、利尿、扩张冠状动脉、兴奋呼吸中枢和呼吸肌等作用。低浓度茶碱具有抗炎和免疫调节作用。

（5）抗胆碱药物：阻断节后迷走神经传出支，通过降低迷走神经张力而舒张支气管。其舒张支气管的作用比 β_2 受体激动剂弱，起效也较慢，但长期应用不易产生耐药性。

表 9 - 2 - 1　平喘药名称、剂量及用法

药物分类	药物名称	剂量及用法
糖皮质激素	二丙酸倍氯米松	200～1 000 μg/d，吸入
	布地奈德	200～800 μg/d，吸入
	丙酸氟替卡松	100～500 μg/d，吸入
	泼尼松龙	30～50 mg/d，口服
	琥珀酸氢化可的松	400～1 000 mg/d，静注
	甲尼龙	80～160 mg/d，静注
β_2 受体激动剂	沙丁胺醇	100～200 μg，吸入，必要时
	特布他林	250～500 μg，吸入，必要时
白三烯受体阻断剂	孟鲁司特钠	10 mg，1 次/日
	扎鲁司特	20 mg，2 次/日
茶碱	氨茶碱	0.1～0.2 g，3 次/日
抗胆碱药	溴化异丙阿托品	20～40 μg，3～4 次/日

（二）肺结核

肺结核是由结核分枝杆菌引发的慢性肺部感染性疾病。我国是世界上结核疫情最严重的国家之一。结核病主要通过呼吸道传染，活动性肺结核患者咳嗽、喷嚏或大声说话时，会形成以单个结核菌为核心的飞沫核悬浮于空气中，从而感染新的宿主。此外，患者咳嗽排出的结核菌干燥后附着在尘土上，形成带菌尘埃，亦可侵入人体形成感染。肺结核分为五型（图 9 - 2 - 2）：①原发型肺结核；②血行播散型肺结核；③浸润型肺结核；④慢性纤维空洞型肺结核；⑤结核性胸膜炎。

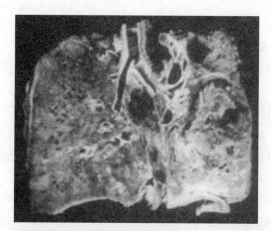
A 结核伴有空洞

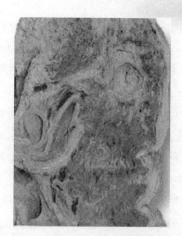
B 慢性纤维空洞型

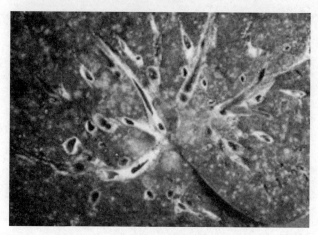
C 粟粒性肺结核

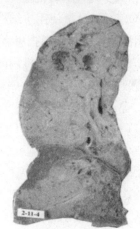
D 干酪性肺结核

图 9-2-2

1. 临床表现

（1）全身症状：发热最常见，一般为午后 37.4～38 ℃的低热，可持续数周。急性血行播散性肺结核、干酪性肺炎、空洞形成或伴有肺部感染时等可表现为高热。夜间盗汗亦是结核患者常见的症状。其他全身症状还有疲乏无力、胃纳减退、消瘦、失眠、月经失调甚至闭经等。

（2）咳嗽：肺结核患者以干咳为主，如伴有支气管结核，常有较剧烈的刺激性干咳。

（3）咳痰：肺结核病人咳痰较少，一般多为白色黏痰，合并感染、支气管扩张常咳黄脓痰；干酪样液化坏死时也有黄色脓痰，甚至可见坏死物排出。

（4）咯血：当结核坏死灶累及肺毛细血管壁时，可出现痰中带血，如累及大血管，可出现量不等的咯血。

（5）胸痛：肺结核并发结核性胸膜炎会引起较剧烈的胸痛。

（6）呼吸困难：肺结核伴有大量胸腔积液、气胸时会有较明显的呼吸困难。晚期肺结核，两肺病灶广泛，引起呼吸功能衰竭或伴右心功能不全时常出现较严重的呼吸困难。

（7）结核性变态反应：可引起全身性过敏反应，临床表现类似于风湿热，主要有皮肤的结节性红斑、多发性关节痛和滤泡性结膜角膜炎等，以青年女性多见。

2. 肺结核治疗的基本原则　肺结核的治疗以化学治疗为主，其原则为：早期、规律、全程、适量、联合。

（1）早期：肺结核病早期，肺内病灶血液供应好，有利于药物的渗透和分布，同时巨噬细胞活跃，可吞噬大量结核菌，有利于促进组织的修复和有效地杀灭结核菌。

（2）规律：按照化疗方案，规律投药可保持相对稳定的血药浓度，以达到持续的杀菌作用。反之，血药浓度不稳定，在低浓度时达不到最低抑菌浓度，反而会诱导细菌的耐药性。

（3）全程：肺结核患者服用抗结核药物后，短期内症状会显著改善，2个月左右大部分敏感菌被消灭，但部分非敏感菌和细胞内的结核菌仍然存活，只有坚持用药才能最终杀灭这部分细菌，达到减少复发的目的。

（4）适量：过量使用抗结核药物，会增加药物的不良反应，用量不足则可诱导耐药产生，因此在化疗过程中必须根据患者的年龄、体重，给予适当的药物剂量。

（5）联合：联合不同机制的抗结核药物，可以利用多种药物的交叉杀菌作用，不仅能提高杀菌灭菌效果，还能防止产生耐药性。

3. 常用抗结核病药（表9-2-2）

（1）异烟肼（INH）：INH是治疗结核病的基本药物，其作用机制可能是通过抑制敏感细菌分枝菌酸的合成而使细胞壁破裂。此药能杀死细胞内外生长代谢旺盛和静止的结核菌，是一个全效杀菌剂。

（2）利福平（RFP）：RFP为半合成广谱杀菌剂，与依赖于DNA的RNA多聚酶的β亚单位牢固结合，抑制细菌RNA的合成，防止该酶与DNA连接，从而阻断RNA转录过程。本品属于全效杀菌剂，能杀死细胞内外生长代谢旺盛和静止的结核菌。

（3）链霉素（SM）：SM属于氨基糖苷类抗生素，其抗菌机制为抑制细菌蛋白质的合成，对结核菌有较强的抗菌作用。但本品只能杀灭细胞外的结核菌，在pH中性时起作用，不易通过血脑屏障及透入细胞内。

（4）吡嗪酰胺（PZA）：本品为烟酰胺的衍生物，具有抑菌或杀菌作用，取决于药物浓度和细菌敏感度。本品仅在pH偏酸时（pH≤5.6）有抗菌活性。

（5）乙胺丁醇（EMB）：本品为合成抑菌抗结核药。其作用机制尚未完全阐明。有研究认为可以增加细胞壁的通透性，渗入菌体内干扰RNA的合成，从而抑制细菌的繁殖。本品只对生长繁殖期的结核菌有效，对静止期几无影响。

表9-2-2　抗结核病药名称、剂量及用法

药物名称	剂量及用法
异烟肼	0.3 g,1次/日
利福平	0.45～0.6 g,1次/日
链霉素	0.75 g,1次/日

续表 9-2-2

药物名称	剂量及用法
吡嗪酰胺	1.5 g,1 次/日
乙胺丁醇	0.75~1.0 g,1 次/日
对氨水杨酸钠	8.0 g/d,3 次/日
阿米卡星	0.4 g,1 次/日
氧氟沙星	0.4~0.6 g,1 次/日
左氧氟沙星	0.3 g,1 次/日

（三）慢性支气管炎

慢性支气管炎是由于感染或非感染因素引起的气管、支气管黏膜及其周围组织的慢性非特异性炎症,受凉、吸烟及感冒常使本病诱发或加重。临床上以咳嗽、咳痰或伴有喘息及反复发作的慢性过程为特征。X线显示:肺纹理增多、增粗、紊乱,急性发作期时,两下肺沿支气管周围有斑点或斑片状阴影(图 9-2-3);发展到后期出现肺气肿征,两肺野增大、透亮度增加,横膈下降,肋间隙增宽,心界缩小(图 9-2-4)。

慢性支气管炎可分为三期:急性发作期、慢性迁延期、临床缓解期。早期症状轻微,多在冬季发作,春暖后缓解;晚期炎症加重,症状长年存在,不分季节。病情若缓慢进展,可并发阻塞性肺气肿、肺源性心脏病,严重影响劳动力和身体健康。

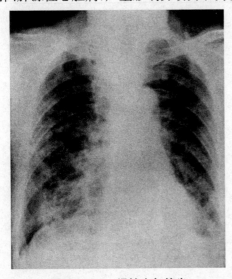

图 9-2-3 慢性支气管炎

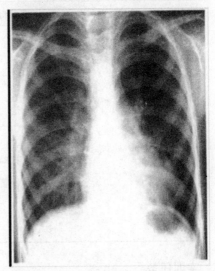

图 9-2-4 慢性支气管炎伴肺气肿

1. 临床表现

（1）咳嗽:支气管黏膜充血、水肿或分泌物积聚于支气管腔内均可引起咳嗽。咳嗽严重程度视病情而定,一般晨间咳嗽较重,白天较轻,晚间睡前有阵咳。

（2）咳痰:由于夜间睡眠后管腔内蓄积痰液,加以副交感神经相对兴奋,支气管分泌物增加,因此,起床后或体位变动引起刺激排痰,常以清晨排痰较多,痰液一般为白色黏液或浆液泡沫性,偶可带血。

(3)喘息或气急:喘息性慢支有支气管痉挛,可引起喘息,常伴有哮鸣音。早期无气急现象。

2. 慢性支气管炎治疗的基本原则

(1)针对慢支的病因、病期和反复发作的特点采取防治结合的综合措施。

(2)在急性发作期和慢性迁延期应以控制感染和祛痰、镇咳为主。伴发喘息时,应予解痉平喘的治疗。

(3)对临床缓解期宜加强锻炼,增强体质,提高机体抵抗力,预防复发为主。

3. 常用抗慢性支气管炎药(表9-2-3)

(1)控制感染:根据感染的主要致病菌和严重程度或根据病原菌药敏选用抗生素。轻者可口服,较重病人用肌注或静脉滴注抗生素。常用的有青霉素 G、红霉素、喹诺酮类、头孢菌素类抗生素等,能单独应用窄谱抗生素应尽量避免使用广谱抗生素,以免二重感染或产生耐药菌株。

(2)祛痰、镇咳:对急性发作期患者在抗感染治疗的同时,应用祛痰、镇咳药物,以改善症状。迁延期病人尤应坚持用药,以求消除症状。常用药物有氯化铵合剂、溴己新等。

(3)解痉、平喘:常选用氨茶碱、特布他林、沙丁胺醇等。若气道舒张剂使用后气道仍有持续阻塞,可使用糖皮质激素,如泼尼松、地塞米松、氢化可的松等。

表9-2-3 抗慢性支气管炎药名称、剂量及用法

药物分类	药物名称	剂量及用法
抗菌药	阿莫西林	2～4 g/d,3～4 次/日
	氨苄西林	2～4 g/d,4 次/日
	头孢氨苄	2～4 g/d,4 次/日
	头孢拉定	1～2 g/d,4 次/日
	罗红霉素	0.3 g/d,2 次/日
镇咳祛痰药	盐酸溴环己胺醇	30 mg,3 次/日
	羧甲基半胱氨酸	500 mg,3 次/日
平喘药	氨茶碱	0.1～0.2 g,3 次/日
	沙丁胺醇	100～200 μg,吸入,必要时

二、实训任务

每班学生随机分组,每组由4～6人组成,每个小组选出一个组长,每个学生承担病例分析的某一部分工作,在课堂讨论前自学病例,准备病例资料。课堂讨论时,可采取先由组长汇总小组成员意见,阐述制订的治疗方案并进行评价,然后其他学生提出对病例及治疗方案的疑问,由该组成员答疑。

1. 患者,男性,65 岁。患者 30 年前受凉后咳嗽、咳痰,并逐年加重,每年累计发作时间常超过 3 个月,无痰中带血,无盗汗、乏力,无下肢水肿。此次 10 天前受凉后再次出现咳嗽,咳黄脓痰,发热,体温最高达 39 ℃,无寒战,无胸痛,无喘息。吸烟史 40 余年。体检:双肺呼吸运动对称,节律规整,双肺叩诊清音,中下肺可闻及少量干啰音,未闻及湿啰音。实验室检查:血常规:WBC 5.4×10^9/L,N 53.6%,L 37%。胸片:两肺纹理增粗、紊乱,并可见小点片状阴影。

请分析患者患有什么病? 请针对该患者制定治疗方案并评价该治疗方案。

2. 患者,女性,21 岁。半年前,在田间喷洒农药时出现咳嗽、胸闷、少痰,此后一直间断咳嗽,夜间加重,伴胸闷气短。在当地以咽炎、支气管炎给予抗感染止咳治疗,疗效不佳。体检:双肺听诊呼吸音清,未闻及干湿啰音。实验室检查:WBC 6.57×10^9/L,N 约占 64.4%,单核细胞约占 10.3%。胸片:双下肺纹理重。

请分析患者患有什么病? 请针对该患者制定治疗方案并评价该治疗方案。

3. 患者,女性,55 岁。病人于半个月前无明显诱因感乏力,食欲减退,无恶心、呕吐。6 天前渐感胸痛、咳嗽、咳痰,偶有痰中带血,伴发热,以午后为甚,夜间盗汗。体检:T38 ℃,右上肺呼吸音稍增粗,锁骨上下区有细湿啰音。实验室检查:血常规:RBC 4.5×10^{12}/L,WBC 11×10^9/L,N 54%,L 44%,单核细胞 2%;痰结核菌涂片检查(+);胸片:右上肺野有斑片状阴影,密度欠均匀,边缘模糊。

请分析患者患有什么病? 请针对该患者制定治疗方案并评价该治疗方案。

4. 患者,女性,59 岁。患者 5 年前受凉后低热、咳嗽、咳白色黏痰,给予抗生素及祛痰治疗,症状不见好转,后拍胸片诊为"浸润型肺结核",给予链霉素、利福平、雷米封治疗 3 个月,症状逐渐减轻,遂自行停药,此后一直咳嗽,少量白痰。2 个月前劳累后咳嗽加重,咯血,伴低热、盗汗、胸闷、乏力。体检:T37.4 ℃,两上肺呼吸音稍减低,并闻及少量湿啰音。实验室检查:WBC 5.8×10^9/L,N 53%,L 47%,血沉 96 mm/h,结核菌素呈强阳性。胸部 CT:左肺上叶尖后段近纵隔区可见 2 cm 大小的结节影,其内可见小囊状透亮区,支气管通畅,周围可见钙化影,左肺上叶尖段可见条索影。

请分析患者患有什么病? 请针对该患者制定治疗方案并评价该治疗方案。

三、实训用物

实训场地为模拟药房,处方若干。

四、实施要点

1. 掌握呼吸系统常用药物的相关信息,熟悉药品的通用名、商品名、规格、药理作用、用法、用量,了解不同药物间的相互作用以及食物等对药物作用的影响,并能解释清楚药物可能潜在的各种不良反应。

2. 掌握呼吸系统常见疾病的相关信息,熟悉、了解呼吸系统常见疾病的病因病理、发病机制、临床表现、治疗原则以及疾病对药物的影响。

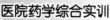
3. 详细研究患者信息,做出正确诊断;针对不同患者,考虑影响药物作用的各种因素,制定最佳治疗方案。

4. 每个小组必须在讨论前自学病例,准备参与讨论的病例材料,提出合理治疗方案,给出药物治疗依据。必须积极参与课堂病例讨论。

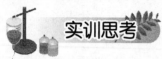

1. 呼吸系统疾病有哪些常用药物?其作用机制和药理作用是什么?

2. 有哪些呼吸系统常见的疾病?常见疾病的治疗原则有哪些?

3. 制定治疗方案要考虑哪些因素?

结核病是我国重点防治疾病之一。对肺结核病有效的预防,是控制结核病流行的最重要措施。

1. 建立完善的结核病防治体系 各级卫生行政部门统一监督管理,各级结核病防治机构具体实施国家结核病防治规划,对结核病进行预防和治疗并进行执法监督;将结核病纳入初级基层卫生保健,使防治工作在广大农村和社区得到落实。

2. 控制传染源 是控制结核病流行的关键环节。主要是通过肺结核病例的早期发现、早期进行强有效的化学治疗,加强肺结核的化学治疗管理,使排菌的肺结核患者失去传染性,保护健康人群免受结核菌感染。

3. 卡介苗接种 卡介苗(BCG)接种后人体获得一定的免疫力,对结核病有一定的特异性抵抗力。BCG 在预防儿童结核病,特别是那些可能危及儿童生命的严重类型,如结核性脑膜炎、血行播散型结核等方面具有相当的效果,但对成人的保护有限,不足以预防感染和发病。

4. 化学预防 针对感染结核菌并存在发病高危因素的人群进行药物预防,主要对象包括:HIV 感染者;与新诊断为传染性肺结核有密切接触史且结核菌素试验阳性的幼儿;未接种 BCG 的 5 岁以下结核菌素试验阳性的儿童;结核菌素试验强阳性且伴有糖尿病或矽肺者;与传染性肺结核有密切接触的长期使用肾上腺皮质激素和免疫抑制剂的患者。可单用 INH 口服,成人 0.3 g/日,儿童 8～10 mg/kg/日,服用 6～12 个月。

呼吸系统药物应用评分标准

班级：　　　　　姓名：　　　　　学号：　　　　　得分：

项目		分　值(100)	操作实施要点	得　分
课前素质要求(5分)		5	按时上课,有实训预习报告	
操作过程	操作前准备(10分)	10	着装整洁并穿白大褂,物品准备齐全、完好;自学病例,准备病例资料,小组讨论	
	操作中(65分)	10	对病例分析比较合理	
		15	对疾病的概念、病理机制、症状阐述基本正确	
		10	对疾病治疗基本原则阐述基本正确	
		15	制定治疗方案比较合理	
		15	对学生提出的问题回答比较合理	
	操作后整理(5分)	5	清洁、整理实训场地	
评　价(15分)		15	态度认真,表演自然熟练	
总　分				

监考老师：　　　　　　　　　　　　　　　　考核时间：

（阚　晶）

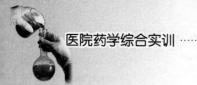
任务3 消化系统药物应用

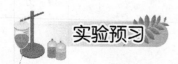

实验预习

1. 预习影响消化系统药物效应的因素。
2. 预习消化系统常见疾病的概念、病因、发病机制、临床表现及药物治疗。
3. 预习消化系统常用药物的药理作用、临床应用和不良反应。

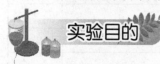

实验目的

1. 指导消化系统疾病患者合理用药。
2. 学会制定和评价消化性溃疡的药物治疗方案。
3. 学会制定和评价胃食管反流病的药物治疗方案。
4. 学会制定和评价急性胃肠炎的药物治疗方案。

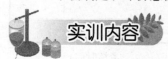

实训内容

一、实训相关知识介绍

消化系统疾病包括食管、胃、肠、肝、胆等器官的疾病,在临床十分常见。随着社会发展,除常见的消化性溃疡和急性胃肠炎外,以往在我国并未引起重视的胃食管反流病近年来已引起我国消化病学界的高度重视。

(一) 消化性溃疡

消化性溃疡主要指发生在胃和十二指肠的慢性溃疡,是最常见的消化道疾病之一,分为胃溃疡(GU)和十二指肠溃疡(DU)。因其发生与胃酸和胃蛋白酶的消化作用有关,故称消化性溃疡。消化性溃疡的病因和发病机制较为复杂,迄今尚未完全阐明。一般认为是胃、十二指肠黏膜的损害因素和防御因素之间的平衡受到破坏的结果。

1. 临床表现　消化性溃疡的主要症状为上腹疼痛,并有以下特点:①节律性疼痛,为本病特异典型症状,是诊断的重要依据。DU 疼痛在餐后 2～3 小时出现,持续至下次进餐,又称空腹痛,进餐后可缓解,呈疼痛－进食－缓解的规律;半数病人有夜间痛。GU 患者多在餐后 1/2～1 小时出现疼痛,下次餐前消失,夜间痛不如 DU 多见,进食不缓解反而加重,形成进食—

疼痛－缓解的规律。②慢性过程,病史长达几年、十几年、甚至几十年。③周期性发作,病程中发作与缓解交替出现,多在秋冬和冬春之交发病,亦可因情绪不良或服用 NSAIDs 诱发。④其他症状有上腹饱胀、厌食、反酸、嗳气等。⑤体征为溃疡活动时剑突下有局限性压痛点;在胃镜直视下,消化性溃疡通常呈圆形或椭圆形,边缘锐利,基本光滑,为灰白色或灰黄色苔膜所覆盖,周围黏膜充血,水肿,略隆起(图 9-3-1)。⑥并发症有上消化道出血、消化性溃疡穿孔、幽门梗阻及溃疡癌变。确诊主要靠胃镜检查,并应查明有无幽门螺杆菌感染。

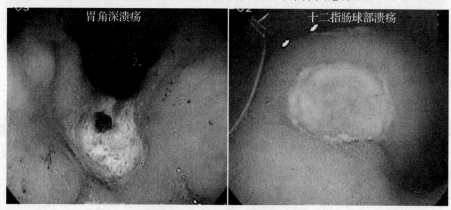

图 9-3-1　胃、十二指肠溃疡

2. 治疗原则、目的、方法　消化性溃疡治疗的目的是缓解症状、促进溃疡愈合、预防复发和防治并发症。

治疗方法包括三方面,即药物治疗、一般治疗和外科手术治疗,以药物治疗为主。一般治疗包括乐观情绪,生活规律,合理饮食,定时进餐,少量多餐,避免粗糙辛辣过咸食物、浓茶、咖啡等,戒烟酒;尽量避免使用非甾体抗炎药(NSAIDs)、糖皮质激素等。必要时采取外科手术治疗。

消化性溃疡活动期的药物治疗首选质子泵抑制药(PPI)或 H_2 受体阻断药(H_2RA)等抑制胃酸分泌的药物,合并出血等并发症以及其他治疗失败的病例应优先使用 PPI 治疗。合并十二指肠胃反流或腹胀症状明显时可联合使用促胃肠动力药。对部分反复发作或必须长期服用 NSAIDs 的患者可采用维持治疗。前列腺素衍生物对防治 NSAIDs 导致的溃疡有一定价值,可作为长期服用 NSAIDs 患者的二线用药。消化性溃疡伴有 Hp 感染时,必须用抗菌药物根治 Hp。

3. 抗消化性溃疡药物的分类、作用及特点

(1) 质子泵抑制药(PPI):通过抑制胃壁细胞 H^+-K^+-ATP 酶从而抑制胃酸的分泌。其抑制胃酸的作用较 H_2 受体阻断药更强、更持久。常用药有:奥美拉唑、兰索拉唑、泮托拉唑、雷贝拉唑和埃索美拉唑等。

(2) H_2 受体阻断药(H_2RA):能阻断组胺与壁细胞的 H_2 受体结合,从而抑制食物、组胺等引起的胃酸分泌,达到治疗溃疡的目的。常用药有雷尼替丁、法莫替丁、尼扎替丁、罗沙替丁。

(3) 抗酸药:可中和胃酸、抑制胃蛋白酶的活性,缓解疼痛,促进溃疡愈合。常用药有铝碳酸镁、氧化镁、氢氧化铝、碳酸钙等。

（4）胃黏膜保护药：主要通过增加碳酸氢盐分泌、改善黏膜血流或在黏膜表面形成保护层增强黏膜抵抗力。常用药物有铋剂、硫糖铝、前列腺素（PG）衍生物等。

（5）治疗 Hp 感染的药物：常用药包括质子泵抑制药、铋剂、抗菌药等，单一药物治疗效果较差，目前提倡联合治疗。根除 Hp 的治疗方案：①铋剂＋两种抗生素：如铋剂标准剂量＋阿莫西林 0.5 g＋甲硝唑 0.4 g，2 次/日×2 周或铋剂标准剂量＋克拉霉素 0.25 g＋甲硝唑 0.4 g，2 次/日×2 周。②质子泵抑制剂（PPI）＋两种抗生素：如 PPI 标准剂量＋克拉霉素 0.5 g＋阿莫西林 1.0 g，2 次/日×1 周或 PPI 标准剂量＋阿莫西林 1.0 g＋甲硝唑 0.4 g，2 次/日×1 周等。

（二）食管反流病

食管反流病（GERD）是一种因胃十二指肠的内容物反流入食管引起的一种疾病。其主要发病机制是食管抗反流机制减弱和反流物对食管黏膜攻击作用的结果。胃酸与胃蛋白酶是反流物中损害食管黏膜的主要成分。

1. 临床表现　主要的临床表现有：①烧心和反流：常在餐后 1 小时出现，弯腰、平卧发生较多，咳嗽、妊娠、用力排便、腹腔积液等腹压增高时可诱发或加重，也可在夜间入睡时发生；②吞咽困难：多为间歇性发生，可出现在吞咽固体和液体食物后；③胸痛：反流物刺激食管引起食管痉挛，造成胸骨后疼痛，经饮水、牛奶和服抗酸药可很快缓解；④反流物刺激食管引起慢性咳嗽和哮喘：是少部分患者的首发表现；⑤并发症：有上消化道出血、食管狭窄，有发生食管腺癌的倾向。

2. 治疗原则、目的、方法　本病的治疗目的是改善症状，愈合食管黏膜损伤；预防复发；防治并发症。

治疗方法包括一般治疗、药物治疗、胃镜或手术治疗。药物是治疗胃食管反流病的最主要方法。一般治疗原则：改变生活方式，包括限制饮酒和戒烟，避免进食可能增加胃食管反流的食物，如高脂饮食、巧克力、浓茶和辛辣食品；避免过饱、餐后仰卧和睡前进食等；不系紧身腰带、不穿紧身衣服；避免使用抗胆碱药、三环类抗抑郁药、茶碱、地西泮、多巴胺受体激动药、β_2 受体激动药等降低下食管括约肌压力或影响食管动力的药物。

3. 常用药物　目前有效治疗药物主要包括四类：即促胃肠动力药、抑酸药、抗酸药、黏膜保护药。抑制胃酸分泌是迄今胃食管反流病治疗的基本方法，抑酸药是最常用、最有效的药物。

（1）促胃肠动力药：这类药的作用是增加下食管括约肌压力、改善食管蠕动功能、促进胃排空，从而达到减少胃内容物食管反流及减少其在食管的暴露时间。包括：①多巴胺受体阻断药：代表药物有甲氧氯普胺和多潘立酮，可促进食管、胃平滑肌动力，促进食管清除、加快胃排空，还可增加下食管括约肌张力及收缩幅度，阻止胃内容物反流。伊托必利具有阻断 D_2 受体及抑制胆碱酯酶的双重作用。②5-HT 受体激动药：临床常用的莫沙必利、西沙必利均为选择性 5-HT_4 受体激动药，可有效减少反流次数和时间，是新型全胃肠道动力药。

（2）抑酸药：主要包括 H_2 受体阻断药和质子泵抑制药两大类。

（3）抗酸药：常为弱碱性，可迅速中和胃酸，提高胃内及食管下段 pH，降低反流物酸性和胃蛋白酶活性，减轻酸性反流物对食管黏膜的损伤。

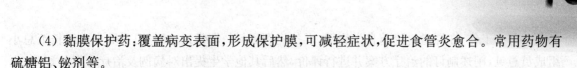

（4）黏膜保护药：覆盖病变表面，形成保护膜，可减轻症状，促进食管炎愈合。常用药物有硫糖铝、铋剂等。

（三）急性胃肠炎

急性胃肠炎是最常见的消化道疾病。病理上呈胃、肠的急性弥漫性黏膜的炎症，有充血、水肿、糜烂、出血等改变，甚至一过性浅表溃疡形成。多由饮食不当所致，好发于夏秋季节。进食被病原微生物或其毒素污染的食物、或未煮透的食物可引起急性胃肠炎，也称为细菌性食物中毒。

1. 临床表现　临床特点是发病急，呕吐、腹痛、腹泻，可伴有不同程度的脱水。常在进食污染食物后 2～24 小时发病。腹泻一日可达数次或十余次，粪便初为粥样，逐渐变为黄色水样，几无臭味，有的带有泡沫及少量黏液，一般肉眼看不到脓血。体检腹部柔软，有触痛，肠鸣音常亢进。因细菌及毒素作用，可有不同程度的畏寒、发热、头晕、头痛、无力等全身症状。重症者可出现口渴、尿少、眼眶下陷、四肢发冷、皮肤弹性减低、小腿肌肉痉挛等脱水症状，也可引起低钠、低钾、低氯或酸中毒，更严重者还可进一步引起血压下降、脉搏细数无力以至休克。

2. 治疗原则　一般治疗原则包括：注意饮食卫生，防止饮水、食物被污染，不吃腐败变质、被病原微生物或其毒素污染的食物；卧床休息，进清淡流质饮食，必要时禁食，时间为 6～24 小时，可口服葡萄糖电解质溶液或加盐的肉菜清汤以防脱水。儿童可能较快发生脱水，应迅速给予葡萄糖电解质溶液口服，如果呕吐持久或存在严重的脱水，则需要经静脉适当补充电解质。

3. 常用药物

（1）抗菌药物：由细菌引起的急性胃肠炎，应针对病情选用抗菌药物治疗。如盐酸小檗碱 0.3 g，3 次/日；氧氟沙星 0.3 g，口服，2 次/日，或 0.2 g 每 8～12 小时静脉滴注。对病情严重、怀疑有败血症的婴儿，静脉应用第三代头孢菌素。

（2）纠正水电解质紊乱：因呕吐、腹泻导致失水及电解质紊乱时，可予口服补液，重者则静脉输液，液体输入量根据病情决定，一般每日可输入 1 000～3 000 ml，其中生理盐水或 5% 的葡萄糖盐水需 1 500 ml，其余可补入葡萄糖液；对血压下降的患者，应早期快速补液，以补充其循环血容量不足；输液后仍不能使血压正常者，可在液体中加入升压药；如有酸中毒，应给予纠正；对不能进食而尿量正常的患者，可考虑补充氯化钾。

（3）对症治疗：腹泻者给予抑制肠蠕动的止泻药如洛哌丁胺，成人首次 4 mg，以后每腹泻 1 次再服 2 mg，直至腹泻停止或每日用量达 16～20 mg，连续 5 日，若无效则停服或服双八面体蒙脱石 0.3 g，3 次/日。呕吐频繁者可肌注甲氧氯普胺 10 mg；腹痛者可局部热敷或使用解痉药，如阿托品 0.5～1 mg，皮下注射，可使呕吐、腹痛及腹泻迅速停止，如不奏效，可于半小时后再用，或山莨菪碱 10 mg。急性胃炎者予以制酸保护胃黏膜，使用 H_2 受体阻断药及胃黏膜保护药；上消化道出血者，可针对性地给予冰盐水洗胃、止血输血、补液扩容纠正休克等处理。注意：止泻药不能用于感染性腹泻或可疑感染性腹泻的患者。

二、实训任务

每班学生随机分组，每组由 4～6 人组成，每个小组选出一个组长，每个学生承担病例分析的某一部分工作,在课堂讨论前自学病例,准备病例资料。课堂讨论时,可采取先由组长汇总小组成员意见,阐述制订的治疗方案并进行评价,然后其他学生提出对病例及治疗方案的疑问,由该组成员答疑。

1. 患者,男性,30岁。反复上腹疼痛、反酸、嗳气3年,加重1周。疼痛发生于上午10点及下午4时左右,延续至进餐,饭后疼痛缓解。往往在午夜睡眠中痛醒,如能进少许食物疼痛暂时缓解。自服法莫替丁症状可缓解。1周前因过劳及饮食不规则疼痛加重,伴有腹胀、反酸,自服"胃药",症状无缓解而就诊。体重无下降,既往无特殊服药史,有烟酒嗜好。生命体征平稳,脐右上有局限性压痛。

请分析患者患有什么病? 请针对该患者制定治疗方案并评价该治疗方案。

2. 患者,男性,65岁,胸骨后疼痛3个月。疼痛为阵发性,多于饭后和夜间明显,持续数分钟至1小时不等,伴有胃灼热,偶有反酸,饮水、进食有时可缓解;无其他不适。心电图未见明显异常。内镜检查:非糜烂性反流。

请分析患者患有什么病? 请针对该患者制定治疗方案并评价该治疗方案。

3. 患者,男性,35岁,上腹疼痛、恶心、呕吐伴腹泻3天就诊。3天前因吃过夜剩饭菜后,发生上腹疼痛不适,伴持续恶心、呕吐,吐后腹痛稍减。解水样便,无黏液和脓血,3～4/日,无畏寒、发热。于药店自购"止泻药"和"止痛药",药名不详,症状无明显好转。查体:T36.5℃,上腹轻压痛,肠鸣音较活跃。血白细胞总数、分类正常;大便常规:稀水样便,白细胞(+);大便培养:大肠埃希菌生长。

请分析患者患有什么病? 请针对该患者制定治疗方案并评价该治疗方案。

4. 患者,男性,24岁,5年来经常于餐后3小时左右出现上腹部烧灼痛,严重时夜间疼醒,伴返酸烧心,每次持续一周左右。自服甲氰咪胍或进食后症状可缓解。4天前因过劳,上述症状加重,且伴恶心、呕吐少许当日食物和水,无胆汁。查体:一般状态佳,巩黄(—),心肺无异常,腹软,肝脾未触及,上腹偏右压痛(+),无反跳痛,肠鸣音3次/分。

请分析患者患有什么病? 请针对该患者制定治疗方案并评价该治疗方案。

三、实训用物

实训场地为模拟药房,空白处方若干。

四、实施要点

1. 注重与患者沟通交流,态度和蔼、语言通俗,不要诱导患者。

2. 要掌握消化系统常用药物的相关信息,熟悉药品的通用名、商品名、规格、药理作用、用法、用量,了解不同药物间的相互作用以及食物等对药物作用的影响,并能解释清楚药物可能潜在的各种不良反应。

3. 要掌握消化系统常用疾病的相关信息,熟悉、了解消化系统常用疾病的病因、病理、发病机制、临床表现、治疗原则以及疾病对药物的影响。

4. 详细研究患者信息,做出正确诊断;针对不同患者,考虑影响药物作用的各种因素,制定最佳治疗方案。

5. 根据本人掌握的信息,对治疗方案进行评价,指出方案的优缺点。

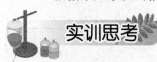

实训思考

1. 针对消化系统疾病,如何制定治疗方案?

2. 消化系统有哪些常见的疾病? 疾病的治疗原则有哪些?

3. 制定治疗方案要考虑哪些因素?

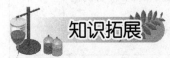

知识拓展

在导致消化性溃疡的病因中,非甾体抗炎药是重要的因素之一。非甾体抗炎药(Nonsteroidal Antiinflammatory Drugs,NSAIDs)是一类不含有甾体结构的抗炎药,包括阿司匹林、对乙酰氨基酚、吲哚美辛、萘普生、双氯芬酸、布洛芬、尼美舒利、罗非昔布、塞来昔布等,具有抗炎、抗风湿、止痛、退热和抗凝血等作用,在临床上广泛用于骨关节炎、类风湿性关节炎、多种发热和各种疼痛症状的缓解。NSAIDs取消了PG的胃黏膜保护作用,故长期口服非甾体抗炎药的患者中,有10%~25%的病人发生消化性溃疡。

对服用NSAIDs后出现的溃疡,如情况允许应立即停用NSAIDs,如病情不允许可换用对黏膜损伤小的NSAIDs,如特异性COX-2抑制药(如塞来昔布或罗非昔布)。对于停用NSAIDs者,可给予常规剂量常规疗程的H_2RA或PPI治疗;对于不能停用NSAIDs者,应选用PPI治疗(H_2RA疗效差)。因Hp和NSAIDs是引起溃疡的两个独立因素,因此应同时检测Hp,如有Hp感染应同时根除Hp。溃疡愈合后,如不能停用NSAIDs,应予PPI或米索前列醇长程维持治疗。

消化系统药物应用评分标准

班级：　　　　姓名：　　　　学号：　　　　得分：

项　目		分　值 (100)	操作实施要点	得　分
课前素质要求 （5分）		5	按时上课，有实训预习报告	
操 作 过 程	操作前准备 （10分）	10	着装整洁并穿白大褂，物品准备齐全、完好；自学病例，准备病例资料，小组讨论	
	操作中 （65分）	10	对病例分析比较合理	
		15	对疾病的概念、病理机制、症状阐述基本正确	
		10	对疾病治疗基本原则阐述基本正确	
		15	制定治疗方案比较合理	
		15	对学生提出的问题回答比较合理	
	操作后整理 （5分）	5	清洁、整理实训场地	
评　价（15分）		15	态度认真，表演自然熟练	
总　分				

监考老师：　　　　　　　　　　　　考核时间：

（钱善军）

任务4　内分泌系统药物应用

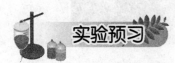
实验预习

1. 预习影响内分泌系统药物效应的因素。
2. 预习内分泌系统常见疾病的概念、病因、发病机制、临床表现及药物治疗。
3. 预习内分泌系统常用药物的药理作用、临床应用和不良反应。

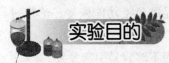
实验目的

1. 指导内分泌系统疾病患者合理用药。
2. 学会制定和评价甲状腺功能亢进症的药物治疗方案。
3. 学会制定和评价糖尿病的药物治疗方案。
4. 学会制定和评价骨质疏松症的药物治疗方案。

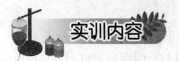
实训内容

一、实训相关知识介绍

在生理状态下,机体激素的含量与人体组织器官的生理需要相适应。如果激素的分泌量异常或激素的结构异常或激素的受体、激素－受体结合后的任何环节异常,都会扰乱激素的平衡,引起某些组织器官的功能失调,发生各种内分泌疾病。

(一) 甲状腺功能亢进症

甲状腺功能亢进症(简称甲亢)是由多种原因引起的甲状腺激素(甲状腺素 T_4 和三碘甲腺原氨酸 T_3)分泌过多,导致体内代谢率增高、氧化过程加速和交感神经系统兴奋性增强的一种疾病。

1. **临床表现**　主要表现为食欲亢进、体重减轻、紧张、多虑、乏力、怕热多汗、心律失常、女性月经失调等,部分病人有甲状腺肿大、突眼、手足颤抖(图 9－4－1)。

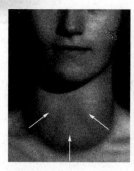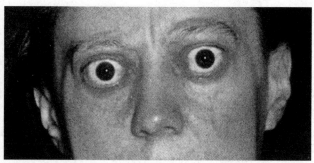

图9-4-1 甲亢的临床表现

实验室检查:患者血清总甲状腺素(TT_4)、血清总三碘甲腺原氨酸(TT_3)、血清游离甲状腺素(FT_4)、游离三碘甲状腺原氨酸(FT_3)升高,促甲状腺激素(TSH)降低。

2. 治疗原则 目前临床普遍采用三种疗法,即抗甲状腺药物治疗、放射性碘治疗和手术治疗。抗甲状腺药物能抑制甲状腺分泌甲状腺激素,从而控制症状,促进免疫功能恢复。治疗过程中应该注意:

(1) 长期用药:甲亢的药物治疗疗程一般为1.5～2年,如果疗程不够容易引起复发。

(2) 规则用药:甲亢治疗分为初治期、减量期及维持期,每一期都有明确的进入下一步的指标,不能随意更改药物剂量,否则容易导致病情不稳定。

(3) 安全用药:抗甲状腺药物严重的不良反应是骨髓的抑制和肝脏损害,在用药期间必须定期进行血液白细胞数目及肝功能监测。

3. 治疗方法

(1) 药物的分类、作用及特点:甲亢的治疗药物包括抗甲状腺药、甲亢的辅助治疗药和碘剂。①抗甲状腺药物:分为硫脲类和咪唑类,包括甲硫氧嘧啶(MTU)、丙硫氧嘧啶(PTU)、甲巯咪唑(MMI,他巴唑)、卡比马唑(CMZ,甲亢平)等。②甲亢的辅助治疗药物主要是β受体阻断药,如普萘洛尔、阿替洛尔、美托洛尔等。大剂量的碘剂通过抑制甲状腺球蛋白水解酶,而减少甲状腺激素的释放。

(2) 治疗药物的选择:抗甲状腺药物治疗是甲亢的基础治疗,其适应证为:①症状较轻,甲状腺轻、中度肿大的患者;② 20 岁以下的青少年及儿童患者;③甲状腺次全切除后复发又不适合放射性碘(^{131}I)治疗的患者;④妊娠期妇女、年老体弱或兼有心、肝、肾、出血性疾病等而不宜手术者;⑤甲亢手术前准备;⑥放射性 ^{131}I 治疗前后的辅助治疗。

临床最常选用的是 PTU 和 MMI;β受体阻滞剂可改善甲亢患者的心悸、心律失常、多汗、手震颤等症状,常用普萘洛尔,支气管哮喘时可用 $β_1$ 受体阻滞剂阿替洛尔或美托洛尔等;碘剂可使甲状腺体积缩小、坚韧、血管减少,仅用于甲状腺术前准备和甲状腺危象的治疗。他巴唑的血浆半衰期明显长于 PTU,所以可以采用单次顿服(30～45 mg/日)的给药方法,与大剂量 PTU(300～450 mg/日,分 2～3 次口服)的疗效相当;PTU 可抑制外周 T_4 转化为 T_3,且不易透过胎盘,所以有人主张严重甲亢、甲亢危象、妊娠期及哺乳期甲亢选用 PTU 治疗,而轻、中度甲亢及甲亢维持治疗选用他巴唑。

（3）药物治疗分期：治疗分初治期、减量期及维持期。①初治期：MTU 或 PTU 300～450 mg/d，MMI 或 CMZ 30～40 mg/d，分 2～3 次口服。②减量期：每 2～4 周减量 1 次，PTU 每次减 50～100 mg，MMI 每次减 5～10 mg。待症状完全消除、体征明显好转后再逐渐减至最小，若患者病情较稳定，则进入维持期。③维持期：一般用 PTU 50～100 mg/d 或 MMI 5～10 mg/d，维持治疗 1.5～2 年。必要时还可在停药前将维持量减半。

（二）糖尿病

糖尿病（DM）是一组以慢性高血糖为特征的代谢性疾病，由胰岛素分泌和（或）作用缺陷引起，是与遗传、自身免疫和环境因素有关的多因素综合征。国际上将糖尿病分为四大类型：1 型（T1DM）、2 型（T2DM）、其他特殊类型及妊娠期糖尿病。

1. 临床表现　主要临床表现为"三多一少"，即多尿、多饮、多食和体重或体力下降（图 9-4-2），可导致心脑血管病变、肾衰竭、双目失明、肢端坏疽等。病情严重或应激时常发生急性代谢紊乱，产生糖尿病酮症酸中毒、高渗性昏迷等。糖尿病的诊断以血糖异常升高为主要依据，即空腹血糖≥7.0 mmol/L 和（或）餐后 2 小时血糖≥11.1 mmol/L，对无急性代谢紊乱表现仅一次血糖达到糖尿病诊断标准者，必须在另一天复查证实。

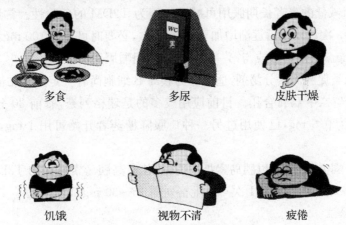

多食　　　　多尿　　　　皮肤干燥

饥饿　　　　视物不清　　　　疲倦

图 9-4-2　糖尿病的临床表现

2. 治疗原则　一般治疗原则为：①综合治疗：包括药物、膳食、运动及心理治疗。②早期治疗：T1DM 诊断成立应及早给予胰岛素治疗，避免或减少酮症酸中毒的发生；T2DM 应在调整膳食、运动治疗无效时及早进行药物治疗。③长期治疗：必须坚持长期治疗，治疗中不要随意自动停药。

3. 药物治疗原则　①积极控制血糖是药物治疗的根本：空腹血糖应该控制在 4.4～6.1 mmol/L。②纠正脂肪代谢紊乱：要求达标：LDL-C 2.5 mmol/L（97 mg/dl），HDL-C 1.0 mmol/L（39 mg/dl），甘油三酯 1.5 mmol/L（133 mg/dl）。③治疗用药个体化：为达到安全、有效的目的，对糖尿病进行药物治疗时应根据患者性别、年龄、体重、血糖水平、并发症、对药物的反应以及患者对治疗的依从性等制定个体化用药方案。

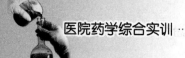

4. 治疗药物的选用

(1) 胰岛素:用法与用量:T1DM 一般每日餐前 15～30 分钟皮下注射 3 次短效或超短效胰岛素。通常每日需要量为 0.6～0.8 U/kg。应从小剂量开始,为计算剂量的 2/3,分配剂量以早餐前最多,晚餐前次之,午餐前最少,并根据患者空腹、餐后 2 小时或餐前血糖以及睡前血糖水平调整不同时间点的剂量。T2DM 如需要胰岛素治疗,可在晚餐前加用 1 次长效胰岛素,或睡前(22～23 时)加用中效胰岛素皮下注射,可以从小剂量开始,一般 6～8 U,以后根据空腹血糖调整剂量。常采取吸收较快的腹壁注射,病情严重者应采取静脉滴注。

(2) 磺酰脲类:格列本脲 2.5～5 mg,3 次/日;格列吡嗪 2.5～5 mg,3 次/日;格列齐特 40～80 mg,3 次/日;格列喹酮 30 mg,3 次/日;格列美脲 1～2 mg,1 次/日。以上药物均安排在餐前服用。

(3) 双胍类:适应证为Ⅱ型糖尿病,尤适用于肥胖和伴高胰岛素血症者。与磺酰脲类合用有协同作用,与胰岛素合用,可减少胰岛素用量。常用二甲双胍,0.25～0.5 g,3 次/日,以后根据疗效调整剂量,一般 1～1.5 g/d,最大剂量不超过 2 g,可餐前即刻服用。

(4) α-葡萄糖苷酶抑制药:适用于轻度至中度 T2DM,特别是肥胖者或以餐后血糖升高为主的患者。糖耐量减低的患者长期服用可减少发展为 T2DM 的危险性。常用阿卡波糖,起始剂量为 25 mg,2～3 次/日,以后逐渐增至 50 mg/次,必要时可加至 100 mg/次,3 次/日,一日量不宜超过 300 mg。餐前吞服或与第一口主食一起咀嚼服用。

(5) 非磺酰脲类促胰岛素分泌剂:适应证为胰岛 B 细胞尚有一定分泌功能的 T2DM 患者,可单独应用,也可与二甲双胍合用。目前应用较多的是瑞格列奈,餐前 30 分钟内服用,3 次/日,推荐起始剂量为 0.5 mg,已使用过另一种口服降糖药者开始可用 1 mg,最大单次剂量为 4 mg。

(6) 噻唑烷二酮类:适用于以胰岛素抵抗为主,伴有高胰岛素血症的 T2DM 和糖耐量减低的患者。常用罗格列酮 4～8 mg,1 次/日;吡格列酮 15～30 mg,1 次/日。

(三)骨质疏松症

骨质疏松症(OP)是一种以全身骨量减少和骨组织显微结构受损为特征,导致骨脆性增加和骨折危险度升高的全身性骨代谢疾病。老年女性患病率高于老年男性。发病与中、老年人性激素分泌减少、消化功能降低致使蛋白质、钙、磷、维生素及微量元素摄入不足,户外运动减少,钙调节激素分泌失调,维生素 D 和雌激素受体基因变异等因素有关。骨质疏松症分为原发性、继发性和特发性三大类。原发性骨质疏松症又可分为绝经后骨质疏松症和老年性骨质疏松症。

1. 临床主要表现 ①疼痛,以腰背痛多见,常于劳累或活动后加重,负重能力下降或不能负重。②身材缩短、驼背,多在疼痛后出现。③骨折,是最常见和最严重的并发症。常在弯腰、负重、挤压或摔倒后发生骨折。

2. 治疗原则　骨质疏松症的治疗应遵循综合治疗、早期治疗原则。综合治疗包括药物治疗、饮食、体育、心理治疗;早期治疗可减轻症状,延缓病变进展,改善预后,降低骨折发生率。

3. 治疗药物的选用

(1)骨吸收抑制药:原发性骨质疏松症应选用骨吸收抑制药治疗,在确认患者有雌激素缺乏的证据、无禁忌证时首选雌激素。常用方案:甲羟孕酮 5～10 mg/d,第 15～25 天用药,停药 7 天后继续下一周期的治疗;尼尔雌醇 1～2 mg,每 2 周 1 次,每月口服 2 次。考虑到单用雌激素替代会引起不规律阴道出血,增加子宫内膜癌和乳腺癌的发病率,故应根据病人的具体病情、权衡利弊,合理应用。目前倾向于雌孕激素联合治疗或雌孕雄三种激素按比例使用。

降钙素最适于骨转换率高和不愿接受、不宜采用雌激素的患者,也适用于骨折时的急性疼痛,用降钙素时需补充足量的钙剂。常用鲑鱼降钙素 50～100 U,皮下或肌内注射,1～2 次/日,有效后减量,疗程半年至一年。

二膦酸盐类口服吸收率为 1%～5%,若与食物或钙饮料同服则吸收率更低。为此,服用此类药物时应严格限制在空腹状态,目前采用间断给药方法,如先用两周羟基二磷酸钠 200 mg/d,再用钙剂 11～13 周,可获得较好的治疗效果。阿仑膦酸钠主要用于绝经后妇女,10 mg/次,1 次/日,服用两年左右效果较好。

(2)骨形成促进药:氟化物作为治疗骨质疏松症的药物已经有 30 多年的历史,能促进新骨形成,增加骨密度。氟制剂有氟化钠、一氟磷酸二钠、一氟磷酸谷酰胺等。在应用时应加用钙剂,以保证新形成骨的矿化不致滞缓。

(3)骨矿化促进药:包括活性维生素 D、钙剂等。钙剂是预防和治疗骨质疏松的重要药物。从营养学角度看,终生足够的钙摄入是预防原发性骨质疏松最重要的措施。首选碳酸钙,0.5～1 g,2～3 次/日。由于大部分骨质疏松的患者存在不同程度的维生素 D 缺乏,常用活性维生素 D 0.25 μg,1～3 次/日,配合钙剂或辅以鲜牛奶疗效更好。

二、实训任务

每班学生随机分组,每组由 4～6 人组成,每个小组选出一个组长,每个学生承担病例分析的某一部分工作,在课堂讨论前自学病例,准备病例资料。课堂讨论时,可采取先由组长汇总小组成员意见,阐述制订的治疗方案并进行评价,然后其他学生提出对病例及治疗方案的疑问,由该组成员答疑。

1. 患者,女性,28 岁,因易激动、怕热和疲乏 1 月余就诊,查体脉搏 90 次/分,甲状腺中度肿大,血清甲状腺激素水平增高,确诊为甲亢。

请针对该患者制定治疗方案并评价该治疗方案。

2. 患者,男性,62 岁,多尿、多饮、乏力 5 年。5 年前无明显诱因出现多尿、多饮、口干、全身乏力,无多食及体重降低。三天前上述症状加重,查空腹血糖 9.6 mmol/L,餐后 2 小时血糖 14 mmol/L。

请分析患者患有什么病? 请针对该患者制定治疗方案并评价该治疗方案。

3. 患者,女性、55 岁,已绝经,有高血压病史,自述腰背部疼痛,于劳累或活动后加重,背微驼。药店销售员考虑顾客可能存在骨质疏松症,故为其推荐尼尔雌醇 1～2 mg,每周 1 次,每月口服 2 次;维生素 D 0.25 μg,3 次/日;碳酸钙 0.5 g,3 次/日。

请分析患者患有什么病? 请评价该治疗方案。

三、实训用物

实训场地为模拟药房,空白处方若干。

四、实施要点

1. 注重与患者沟通交流,态度和蔼、语言通俗,不要诱导患者。

2. 要掌握内分泌系统常用药物的相关信息,熟悉药品的通用名、商品名、规格、药理作用、用法、用量,了解不同药物间的相互作用以及食物等对药物作用的影响,并能解释清楚药物可能潜在的各种不良反应。

3. 要掌握内分泌系统常见疾病的相关信息,熟悉、了解内分泌系统常见疾病的病因病理、发病机制、临床表现、治疗原则以及疾病对药物的影响。

4. 详细研究患者信息,做出正确诊断;针对不同患者,考虑影响药物作用的各种因素,制定最佳治疗方案。

5. 根据本人掌握的信息,对治疗方案进行评价,指出方案的优缺点。

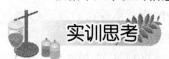

1. 针对内分泌系统疾病,如何制定治疗方案?

2. 有哪些内分泌系统常见的疾病? 疾病的治疗原则有哪些?

3. 制定治疗方案要考虑哪些因素?

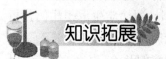

胰岛素是控制血糖最有效的药物,在糖尿病的治疗中有重要的作用。目前胰岛素的使用基本上用注射的方法。几十年来,为了提高胰岛素的疗效,人们不断地改进胰岛素剂型和注射方法,其中胰岛素泵和人工胰就是新型智能化的给药装置。

胰岛素泵是一种持续胰岛素或胰岛素类似物皮下输注装置,也是一种更为完善的胰岛素强化治疗方法。由患者在医生的指导下,自己根据血糖的波动情况操作使用。用可调程序的微型电子计算机控制胰岛素输注速度,模仿正常胰腺的分泌功能。胰岛素泵治疗能使血糖更易于获得满意的控制,帮助病人摆脱每天多次注射的痛苦。适用于 T1DM、血糖控制不佳的 T2DM 患者等人群。目前临床应用较为广泛。

人工胰则是由血糖感受器、微型电子计算机和胰岛素泵组成。血糖感受器能敏感地感知血糖浓度的动态变化,将信息传给电子计算机,指令胰岛素泵输出胰岛素,模拟胰岛 B 细胞分泌胰岛素的模式,临床尚未广泛应用。

 ## 内分泌系统药物应用评分标准

班级:　　　　　姓名:　　　　　学号:　　　　　得分:

项　目		分　值 (100)	操作实施要点	得　分
课前素质要求 (5分)		5	按时上课,有实训预习报告	
操作过程	操作前准备 (10分)	10	着装整洁并穿白大褂,物品准备齐全、完好;自学病例,准备病例资料,小组讨论	
	操作中 (65分)	10	对病例分析比较合理	
		15	对疾病的概念、病理机制、症状阐述基本正确	
		10	对疾病治疗基本原则阐述基本正确	
		15	制定治疗方案比较合理	
		15	对学生提出的问题回答比较合理	
	操作后整理 (5分)	5	清洁、整理实训场地	
评　价(15分)		15	态度认真,表演自然熟练	
总　分				

监考老师:　　　　　　　　　　　　　　　考核时间:

(钱善军)

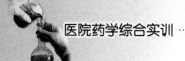

任务5　抗菌药物应用

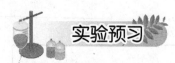

实验预习

1. 预习临床微生物学的相关知识。
2. 预习常用抗菌药物的药理作用、临床应用、不良反应、禁忌证。
3. 预习影响抗菌药物作用的机体生理、病理、免疫状态等因素。

实验目的

1. 指导患者合理使用抗菌药物,减少抗菌药物的滥用,延缓耐药性的产生。
2. 学会制定和评价上呼吸道感染的药物治疗方案。
3. 学会制定和评价大叶性肺炎的药物治疗方案。
4. 学会制定和评价泌尿系统感染的药物治疗方案。
5. 评价抗菌药物耐药性和治疗方案之间的关系。

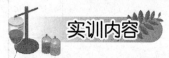

实训内容

一、实训相关知识介绍

（一）当前抗菌药物应用中的存在问题

近期的药物流行病学调查结果显示:我国是世界上滥用抗菌药物最为严重的国家之一。住院患者的抗菌药物应用率为79%,新生儿病房抗生素使用率甚至达100%,远高于30%的世界平均水平。抗微生物药物的大量应用和滥用(包括农牧、养殖业等非医疗方面的广泛使用),对微生物形成了极大的"抗菌压力",促使耐药菌株不断地增加和耐药基因蔓延速度的加快,同时抗感染的治疗成本急剧增加,据统计,对耐药菌治疗所需的费用约为敏感菌的100倍。主要表现为:

1. 用药指征不严　例如发热、上呼吸道感染、其他病毒性疾病使用抗菌药物,不恰当的术前预防用药等。

2. 概念不清,乱用抗菌药物　如金葡菌感染使用青霉素 G;大肠埃希菌感染使用哌拉西林;老人使用头孢唑啉;幼儿使用氟喹诺酮类;青霉素＋头孢唑啉合用;三代头孢菌素＋左氧氟沙星合用等。

3. 用法不当,包括给药途径不当,剂量偏大,疗程偏长,频繁换药等。

因此,通过有效控制抗菌药物滥用,降低"抗菌压力",已成为延缓细菌耐药的主要策略之一。

(二)抗菌药物应用的基本原则

抗菌药物的应用与其他药物一样应当遵循"安全、有效、经济"这一总原则。此外,在具体应用时还须注意:

1. 对致病菌首选敏感药物　这是选用抗生素的基本原则。即使是广谱抗菌药,也只有部分细菌对其特别敏感。因此,明确感染的病原是合理选用抗感染药的先决条件。细菌学诊断是选择抗菌药物最可靠的依据,应根据细菌学检查和药敏试验结果,选择1~2种最敏感的抗菌药作治疗。但如果受条件的限制,或病情危急,亦可根据感染过程、发病部位、病状和体征来推断致病菌,选择一种有效药,待药敏试验报告出来之后,及时调整用药方案。

2. 非细菌感染引起的疾病一般不用抗菌药物　临床上有许多疾病并非细菌感染所致,判断疾病是否由细菌感染引起则至关重要,非细菌感染性疾病一般不应使用抗菌药。

3. 给药时间、给药方法合理,避免低剂量、长疗程用药　通常抗菌药应持续应用至体温正常、症状消退后72~96小时,但败血症、感染性心内膜炎、骨髓炎、化脓性脑膜炎、伤寒、布鲁菌病、结核病等不在此列。如用药后效果不显著,急性感染在48~72小时内应考虑更换药物或调整剂量。抗菌药物的治疗作用取决于药物在体液、组织中是否达到杀菌或抑菌有效血药浓度。一般情况下,血药浓度应为MIC(最低抑菌浓度)或MBC(最低杀菌浓度)的2~10倍才能达到有效抑菌或杀菌水平。

4. 根据病人生理、病情、病史选药,并密切注意药物不良反应。

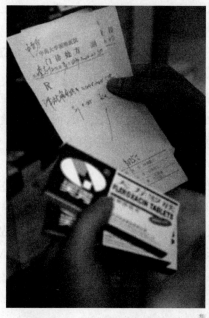

图9-5-1　抗菌药处方调配

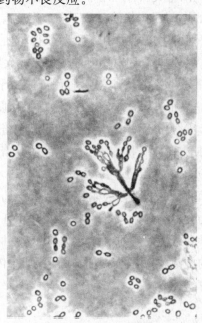

图9-5-2　链球菌

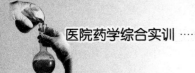

（三）抗菌药物的联合应用

临床多数细菌感染用一种抗菌药即可，不合理的联合用药必然增加不良反应和治疗费用。要严格掌握联合用药的原则和指征，熟悉药物的相互作用，以达到协同抗菌，减少不良反应，延缓细菌耐药性产生的目的。抗菌药物的联合用药一般应遵循以下原则：

1. 必须有明确指征，权衡利弊，严加控制

（1）病原体不明的严重感染；

（2）单一药物不能有效控制的混合感染、严重感染和（或）耐药菌株感染；

（3）减少单一抗菌药物剂量，从而减少不良反应的发生率和危害程度；

（4）单一抗菌药物易产生耐药性的细菌感染。

2. 一般宜限两种非同类抗菌药，最多也不应超过3种。同类抗菌药由于作用部位相近，合用不一定产生协同作用，且可使不良反应相加。

3. 注意药物的合理配伍 根据对细菌的作用性质可将抗菌药物分为四类：

Ⅰ类：繁殖期杀菌剂，如青霉素类、头孢菌素类、喹诺酮类；

Ⅱ类：静止期杀菌剂，如氨基糖苷类、多黏菌素类；

Ⅲ类：速效抑菌剂，如四环素类、大环内酯类、氯霉素、林可霉素类；

Ⅳ类：慢效抑菌剂，如磺胺类。

（1）Ⅰ、Ⅱ类联合应用可获得增强作用。例如青霉素类破坏细菌细胞壁的完整性，有利于氨基糖苷类进入细胞内发挥作用，这种联合有临床意义。但头孢菌素类与氨基糖苷类合用有可能导致肾毒性增强。

（2）Ⅱ、Ⅲ类联合应用常有相加作用。因为Ⅱ、Ⅲ类抗菌药的作用机制都是干扰敏感菌的蛋白质合成，只是干扰的环节不同。因此有相加作用。

（3）Ⅲ、Ⅳ类联合应用一般可获得相加作用。

（4）Ⅰ、Ⅳ类合用对两者的作用无重大影响，若有联合用药指征时，亦可合用。如流行性脑膜炎，青霉素与磺胺嘧啶（SD）合用可提高疗效。

（5）Ⅰ、Ⅲ类联合应用产生拮抗作用，临床上应加以避免。例如，青霉素与四环素或大环内酯类抗生素合用，由于后者迅速抑制细菌蛋白质合成，阻止细菌生长、繁殖，而使细菌处于静止状态，致使青霉素干扰细胞壁合成的作用不能充分发挥，从而降低青霉素的杀菌效果。

（四）抗菌药物的给药方法

抗菌药物的使用方法如给药途径、给药间隔时间、饭前或饭后给药、静滴时间快慢、剂量和疗程等均会影响到治疗效果，因此在采用任何抗菌药物前必须充分了解其临床药理特点，特别是药动学和可能发生的不良反应。由于不同个体对药物存在着药动学和耐受性差异，故应用毒性较大的抗菌药物时应尽可能做到用药个体化，有条件单位宜开展治疗药物检测（TDM），并依此而制订给药方案。

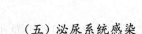

（五）泌尿系统感染

细菌等病原微生物常侵犯呼吸、消化、泌尿等系统，呼吸、消化系统感染已如前述，故以下仅介绍泌尿系统感染。

泌尿系统感染可分为上尿路感染（主要是肾盂肾炎）和下尿路感染（主要是膀胱炎），是由细菌等微生物引起的泌尿系统急慢性炎症反应。女性居多，其中已婚妇女、孕妇发病率高。老年人发病率高。最常见的致病菌是大肠埃希菌，占70%，其他依次是变形杆菌、克雷伯杆菌、产气杆菌、沙雷杆菌、铜绿假单胞菌和葡萄球菌。感染途径通常是由上行感染引起的，占泌尿系感染的95%。尿路有复杂情况而致尿流不畅，是最主要的易感因素，其感染的发生率较正常者高12倍。

临床表现：①急性膀胱炎占泌尿系感染的60%。主要表现为尿频、尿急、尿痛、排尿不畅、下腹不适等，一般无全身感染症状。其致病菌多为大肠埃希菌，约占75%。②急性肾盂肾炎。急性起病，可有或无尿频、尿急、尿痛，常有腰痛和全身感染症状如寒战、发热及血白细胞计数升高等。致病菌多为大肠埃希菌，其他较常见的是变形杆菌、克雷伯杆菌等。实验室检查：①尿常规检查可见尿沉渣内白细胞数增加。②尿细菌定量培养，尿含菌量≥105/ml。③尿沉渣镜检细菌，平均每个高倍视野≥20个细菌。

泌尿系感染的治疗原则：多饮水、勤排尿，注意阴部的清洁卫生；避免使用尿路器械，尽可能除去结石、梗阻等易感因素；治疗原发病，提高机体免疫力；在未使用抗菌药物之前，先做尿细菌培养及药敏试验。

根据药敏试验的结果选择敏感的抗生素；在未有药敏试验结果之前，应选用对革兰阴性杆菌有效的抗菌药物；选用肾脏毒性小、尿中浓度高的药物，肾盂肾炎时选用血中和尿中浓度均高的药物；杀菌药效果好于抑菌药；急性单纯性下尿路感染初发患者，可口服毒性小、价格低的抗菌药物，小剂量短疗程；重症肾盂肾炎、慢性肾盂肾炎、复杂性尿路感染、混合感染及出现耐药菌株时，可联合用药，应注射给药，疗程要长。

治疗药物的选用

1. **急性膀胱炎的治疗**　初诊患者，可用3天疗法，给予口服氧氟沙星0.2g，2次/日；或环丙沙星0.25g，2次/日；或吡哌酸0.5g，3次/日。疗程完毕后1周复查尿细菌定量培养。

2. **急性肾盂肾炎的治疗**

（1）轻型急性肾盂肾炎：宜口服有效抗菌药物14天，治疗同急性膀胱炎的3天疗法，首选喹诺酮类。若72小时未显效应按药敏试验更改抗菌药物。

（2）较严重的急性肾盂肾炎：全身中毒症状较明显者，宜静脉输注抗菌药物。如环丙沙星0.25g，每12小时1次；或氧氟沙星0.2g，每12小时1次；必要时可加用头孢噻肟2g，每8小时1次。也可根据药敏试验结果选择敏感抗菌药物。待热退72小时后，可改为口服，完成2周疗程。

二、实训任务

每班学生随机分组，每组由4～6人组成，每个小组选出一个组长，每个学生承担病例分析的某一部分工作,在课堂讨论前自学病例,准备病例资料。课堂讨论时,可采取先由组长汇总小组成员意见,阐述制订的治疗方案并进行评价,然后其他学生提出对病例及治疗方案的疑问,由该组成员答疑。

1. 患者,女性,63 岁,因尿频、尿急、尿痛一周到社区卫生服务中心就诊。给予克林霉素 0.4~0.6 g,一日 4 次口服,连续服药 4 周后,原有症状未见好转,又出现恶心、呕吐、腹痛、腹泻等症状,继续给予解痉、止泻等药物对症处理,但上述症状未见缓解。处理:停用上述药物,改环丙沙星 0.5g,每日 2 次口服,2 天后病情明显改善,服药一周后全部症状消失。

请讨论该患者的两种药物治疗方案,并说明理由。

2. 患者,男性,23 岁,建筑工人。于 3 天前熬夜受凉后出现咳嗽,随后出现咳黄色痰,较黏稠,并且伴有吞咽痛。1 天前,再次着凉后,症状加重,并伴有恶寒、发热。查体:神志清楚,体型中等。面色较红,声音嘶哑,咽部充血,扁桃体 II 度肿大。体温 38 ℃,脉搏 85 次/分,呼吸 22 次/分,血压 100/70 mmHg,心率 85 次/分、律齐。肺部未闻及干湿啰音,余未见异常,诊断为急性上呼吸道感染。治疗方案:①一般处理:适当休息,多饮开水,进半流质;②药物治疗:选用复方制剂,如感冒灵颗粒,一次 1 袋,3 次/日,开水冲服;板蓝根颗粒,一次 1 袋,3 次/日,开水冲服;鲜竹沥口服液,一次 20 ml,3 次/日,口服;阿莫西林胶囊,每次 0.5 g,3~4 次/日,口服。

请写出处方并评价该治疗方案。

3. 患者,男性,32 岁,工程师。因着凉感冒,发烧、咳嗽咳痰近 1 月,期间自行服用感冒药和阿莫西林,未见好转,近日出现寒战高热,咳铁锈色痰,量多黏稠,伴胸闷、胸痛、气短。查体:急性病容,唇绀,咽充血,叩诊:左肺下叶呈浊音,听诊:左肺可闻及胸膜摩擦音和支气管呼吸音,体温 39.0 ℃,血压 110/80 mmHg,呼吸 28 次/分,心率 96 次/分,律齐,X 线片提示:左肺可见大片致密阴影,余未见异常。治疗方案:①一般处理:卧床休息,多饮开水,进半流质;②药物治疗:给予头孢唑林钠 1.0 g 加入 0.9%氯化钠注射液 200 ml,静脉滴注,每日 1 次;左氧氟沙星 0.4 g 加 5%葡萄糖注射液 200 ml,静脉滴注,每日 1 次;地塞米松 2.5 mg 加 5%葡萄糖氯化钠注射液 500 ml,静脉滴注,1 次/日,共 6 次;化痰口服液,10 ml/次,2 次/日,口服。

请写出处方并评价该治疗方案。

4. 患者,女,40 岁,因患大叶性肺炎,医生给予如下处理:①头孢唑林 1.0 g 加入 0.9%氯化钠 200 ml 静滴,每日 1 次;②清开灵 40 ml 加入 5%葡萄糖氯化钠 100 ml 静滴,每日 1 次;③氧氟沙星 100 ml 静滴,每日 1 次。当患者静滴氧氟沙星 5 分钟左右自觉胸闷、憋气,随即自行停药。

该患者治疗方案是否合理? 如何解释患者应用氧氟沙星时出现的症状? 如何防治? 患者自行处理是否得当? 为什么?

三、实训用物

实训场地为模拟药房,空白处方若干。

四、实施要点

1. 注重与患者沟通交流,态度和蔼、语言通俗,不要诱导患者。

2. 要掌握常用抗菌药物的相关信息,不仅要熟悉药品的通用名、商品名、规格,还要能详细地说明药品的正确用法、用量以及了解不同药物间的相互作用,并能解释清楚药物可能潜在的各种不良反应。

3. 要掌握感染性疾病的相关信息,熟悉、了解常见感染性疾病的病因病理、临床表现、治疗原则以及疾病对药物的影响。

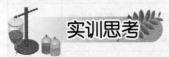

1. 制定抗菌药物的治疗方案与其他药物有何不同?

2. 有哪些常见的感染性疾病? 抗菌药物的应用原则有哪些?

3. 制定治疗方案要考虑哪些因素?

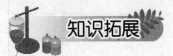

细菌耐药性是抗菌药物临床应用中的严重问题,其产生机制主要有:

1. 酶介导的耐药性 β-内酰胺类、氨基糖苷类、氯霉素、大环内酯类、林可霉素类等抗生素都已发现可被细菌产生的酶所灭活。如β-内酰胺酶、氨基糖苷灭活酶、乙酰转移酶、酯酶Ⅰ、酯酶Ⅱ、核苷酸转移酶等。而且,不同种类的细菌也可以产生具有同样效应的酶。

2. 靶位蛋白的改变而产生耐药性 细菌可以通过降低靶位蛋白与抗菌药物的亲和力,使药物不能与其有效结合;或增加靶位蛋白的数量,甚至还可以产生假靶位蛋白来消耗抗菌药物。

3. 外膜屏障及外泵机制所产生的耐药性 细菌外膜中的孔蛋白是水的通道,亲水的抗菌药物也借此通道进入菌体发挥抗菌作用。在抗菌药物的选择压力下,细菌孔蛋白表达水平的降低或缺失以及加快药物泵出速度等改变均可使这类抗菌药物难以进入,从而导致细菌产生耐药。

耐药性的形成与用药剂量大小、时间长短并非绝对相关。如铜绿假单胞菌对头孢吡肟和美罗培南迄今很少耐药;呋喃妥因已用50多年,其敏感株仍未发现明显耐药。一般认为,一种药物在临床应用两年内就发生耐药者,继续使用耐药性可继续存在或进一步发展;若两年内未发生耐药者,即使长期使用也不易发生严重耐药现象。

抗菌药物应用评分标准

班级：　　　　姓名：　　　　学号：　　　　得分：

项　目	分　值 (100)	操作实施要点	得　分
课前素质要求 (5分)	5	按时上课，有实训预习报告	
操作过程 ·　操作前准备 (10分)	10	着装整洁并穿白大褂，物品准备齐全、完好；自学病例，准备病例 资料，小组讨论	
操作过程 ·　操作中 (65分)	10	对病例分析比较合理	
	15	对疾病的概念、病理机制、症状阐述基本正确	
	10	对疾病治疗基本原则阐述基本正确	
	15	制定治疗方案比较合理	
	15	对学生提出的问题回答比较合理	
操作后整理 (5分)	5	清洁、整理实训场地	
评　价(15分)	15	态度认真，表演自然熟练	
总　分			

监考老师：　　　　　　　　　　　　　　考核时间：

（钱善军）

项目十　疾病的辨证论治

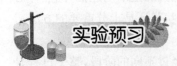

1. 预习辨证论治的概念和常用方法。
2. 预习常用中药的性味、归经、功效、主治。
3. 预习常用方剂的组成、方义。

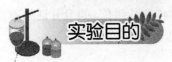

1. 掌握疾病正确的辨证方法。
2. 能够辨明常见病与多发病的证候类型、提出合适的治则、推荐正确的方剂和中药。
3. 能根据患者的基本情况,进行合理用药指导。

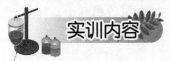

一、实训相关知识介绍

辨证论治是中医学的核心,也是中医治病的基本方法。辨证与论治是两个密切相联的步骤,辨证是论治的前提,辨证为论治提供依据,要有效地治疗疾病,就要有一个正确的辨证。所谓辨证就是运用中医基础理论知识,尤其是四诊八纲及各种辨证方法,对疾病的临床表现进行分析、比较、综合,从而揭示疾病本质的过程。

(一)证与病的区别

病具有一定的致病原因,发病有共同的特点,虽然不同患者表现可有所不同,但基本特点和病理是一致的。但在病的不同阶段,病的特点、人体的反应不同,表现为不同的证,治疗的方法也应有差异的。首先,一方一法包治一病,不是最佳的方案。其次,也是最重要的,古人叫异法方宜,即由于各人禀赋不同、强弱不一、居处环境、饮食结构、社会环境、地理环境、年龄性别、经受治疗等方面的不同,同一种疾病,表现千差万别,再合理的治疗方法都难适应这样的差异,落

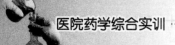

实到具体患者身上,往往就不是最佳治疗方法。因而,在辨病的基础上还要辨证。

（二）辨主要症状

疾病的临床表现是由一个个具体的症状组成的,在这些众多的症状中有的具有定性意义,有的反映了疾病的本质,有的反映了疾病的主要矛盾。辨主要症状就是围绕对这些主症的辨别,明确疾病的本质,为治疗提供依据。如发热是外感热病的主要症状,不同的热型代表了不同的病证。以六经辨证为例,发热恶寒是病在太阳,往来寒热是病在少阳,但热不寒是病在阳明,无热恶寒是病在少阴,潮热是阳明腑实证。通过对热型的辨别就可明确是什么病。如果进一步对伴有症状进行辨别可以明确疾病的证型,如发热恶寒伴有无汗、脉浮紧的是太阳病伤寒证,伴有汗出、脉浮缓者是太阳病中风证,但热不寒伴大汗出、大烦渴、脉洪大的是阳明经证,潮热伴心烦、谵语、便秘、腹满硬痛、脉沉实的是阳明腑证。因此,围绕主要症状辨证是十分重要的方法。

（三）辨疾病的发展变化

每一种疾病都有发生发展的规律,从疾病的发生到痊愈,可以经过不同的阶段,整个过程是不断变化着的。同一种疾病由于病邪性质、患者体质及治疗的不同,在各个时期可以有不同的表现。这就要求医生要用动态的观点去观察病人的临床表现。如卫分证、气分证、营分证、血分证是温病四个不同阶段的不同证型,反映了温病发生发展的过程。临床上遇到温病的患者,要考虑到有上述四个阶段传变的可能性,还要考虑到有不循一般规律传变的可能,如卫分证虽有"温邪上受,首先犯肺"的一般传变规律,也有"逆传心包"的特殊传变。

（四）辨病机

中医学有同病异治,异病同治的方法,其中辨病机起了至关重要的作用。相同的临床表现可以有不同的病机,如咳喘一证,既可以是外邪犯肺所致,也可以由肾不纳气引起。其治疗方法显然就不一样,前者需要祛邪宣肺,后者则需要益肾摄纳。不同的病证可以有相同的病机,如脱肛与子宫下垂是两种不同的病证,但如果其病机均是中气下陷的话,就都可以用补中益气的方法治疗。中医学强调"治病必求于因",辨病机是重要的一环。

（五）辨邪正斗争形势

邪之所凑,其气必虚,留而不去乃成病。邪正斗争是贯穿于疾病发生发展全过程的。如病邪盛,正气抗邪能力强表现为实证。如果病邪盛,正气抗邪能力不足,则表现为邪盛正虚。如病邪已减弱,正气抗邪能力也在衰退,这时就表现为正虚邪恋。如果病邪已尽,而正气亦受损,则是邪去正虚。邪正斗争的形势,可以通过临床症状、体征表现为多种证候。临床要辨明邪正斗争的形势,了解疾病的发展趋势,采取积极的措施,促使疾病向好的方面发展。

（六）八纲辨证与其他辨证方法的运用

中医辨证是在长期临床实践中形成的,方法有多种,主要有八纲辨证,病因辨证、气血精津辨证、脏腑辨证、卫气营血辨证、三焦辨证、六经辨证等。其中八纲辨证是各种辨证的总纲。

八纲辨证是根据四诊取得的材料,进行综合分析,以探求疾病的性质、病变部位、病势的轻重、机体反应的强弱、正邪双方力量的对比等情况,归纳为阴、阳、表、里、寒、热、虚、实八类证候,是中医辨证的基本方法,在诊断疾病过程中,起到执简驭繁,提纲挈领作用。

1. 表里　表里是说明病变部位深浅和病情轻重的两纲。一般地说,皮毛、肌肤和浅表的经属表;脏腑、血脉、骨髓及体内经络属里。表证,即病在肌表,病位浅而病情轻;里证即病在脏腑,病位深而病情重。

(1)表证:表证是病位浅在肌肤的证候。一般为六淫外邪从皮毛、口鼻侵入机体后,邪留肌表,出现正气(卫气)拒邪的一系列症状,多为外感病初起阶段。表证具有起病急、病程短、病位浅和病情轻的特点。常见于外感热病的初期,如上呼吸道感染、急性传染病及其他感染性疾病的初起阶段。表证又分为表寒、表热、表虚、表实证。①表寒证主证:恶寒重,发热轻,头身疼痛明显,无汗,流清涕,口不渴。舌质淡红,苔薄白而润,脉浮紧。治则:辛温解表。常用方剂:麻黄汤。②表热证主证:发热重,恶寒轻,头痛,咽喉疼痛,有汗,流浊涕,口渴。舌质稍红,苔薄白不润,脉浮数。治则:辛凉解表。常用方剂:银翘散。

(2)里证:里证是与表证相对而言,是病位深于内(脏腑、气血、骨髓等)的证候。一般地说,新病、病程短者,多见于表证;久病、病程长者,常见于里证。发热恶寒者,为表证;发热不恶寒或但寒不热者,均属里证。表证舌苔常无变化,或仅见于舌边尖红;里证常有舌苔的异常表现。脉浮者,为表证;脉沉者,为里证。

(3)半表半里证:病邪既不在表,又未入里,介于表里之间,而出现的既不同于表证,又不同于里证的证候,称为半表半里证。主证:寒热往来,胸胁胀满,口苦咽干,心烦,欲呕,不思饮食,目眩,舌尖红,苔黄白相兼,脉弦。治则:和解表里。常用方剂:小柴胡汤。

2. 寒热 寒热是辨别疾病性质的两纲,是用以概括机体阴阳盛衰的两类证候,一般地说,寒证是机体阳气不足或感受寒邪所表现的证候,热证是机体阳气偏盛或感受热邪所表现的证候。所谓"阳盛则热,阴盛则寒","阳虚则寒,阴虚则热"。辨别寒热是治疗时使用温热药或寒凉药的依据,所谓"寒者热之,热者寒之"。

(1)寒证:寒证是感阴寒之邪(如寒邪、湿邪)或阳虚阴盛、脏腑阳气虚弱、机能活动衰减所表现的证候,可分为表寒证和里寒证,表寒证如上,这里所指为里寒证。主证:畏寒、形寒肢冷,口不渴或喜热饮,面色白,咳白色痰,腹痛喜暖,大便稀溏,小便清长。舌质淡,苔白(图10-1),脉沉迟。治则:温中祛寒。常用方剂:附子理中汤。

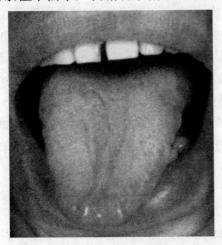 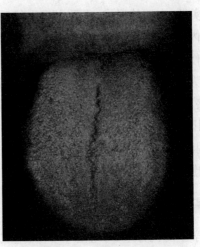

图10-1 舌质淡,苔白　　　　图10-2 舌质红,苔黄

（2）热证：热证是感受阳热之邪（如风邪、热邪、火邪等）或阳盛阴虚、脏腑阳气亢盛和阴液亏损、机能活动亢进所表现的证候，可分为表热证和热证，表热证如上，这里所指为里热证。主证：发热，不恶寒，烦躁不安，口渴喜冷饮，面红目赤，咳痰黄稠，腹痛喜凉，大便燥结，小便短赤。舌质红，苔黄（图 10-2），脉数。治则：清热法。常用方剂：白虎汤等。

3. 虚实　虚实是辨别人体的正气强弱和病邪盛衰的两纲。一般而言，虚指正气不足，虚证便是正气不足所表现的证候，而实指邪气过盛，实证便是由邪气过盛所表现的证候。《素问·通评虚实论》说："邪气盛则实，精气夺则虚"。若从正邪双方力量对比来看，虚证虽是正气不足，而邪气也不盛；实证虽是邪气过盛，但正气尚未衰，表正邪相争剧烈的证候。辨别虚实，是采用扶正（补虚）或攻邪（泻实）的依据，所谓"虚者补之，实者泻之"。

（1）虚证：虚证的形成，或因体质素弱（先天、后天不足），或因久病伤正，或因出血、失精、大汗，或因外邪侵袭损伤正气等原因而致。

表 10-1　虚证的鉴别、治则和常用方剂

分类	共同证候	不同证候	治则	常用方剂
气虚	面色白或萎黄，精神萎靡，身疲乏力，声低懒言	气短，乏力，动则气急等症明显，脉虚无力	益气	四君子汤等
阳虚	自汗，纳少，舌淡胖，脉无力	畏寒，形寒肢冷，小便清长，下利清谷，脉迟	补阳	肾气丸，参茸丸等
血虚	消瘦，头晕，目眩，失眠，心悸，脉细	面色苍白无华或萎黄，手足麻木，口唇指甲淡白，舌质淡，脉细无力	养血	四物汤等
阴虚		低热或潮热，颧红，五心烦热，口干，咽燥，盗汗，舌红绛，质瘦或有裂纹，无苔或少苔，脉细数	滋阴	六味地黄丸等

（2）实证：实证的形成，或是由病人体质素壮，因外邪侵袭而暴病，或是因脏腑气血机能障碍引起体内的某些病理产物，如气滞血瘀、痰饮水湿凝聚、虫积、食滞等。临床表现由于病邪的性质及其侵犯的脏腑不同而呈现不同证候，其特点是邪气盛，正气衰，正邪相争处于激烈阶段。常见症状为高热，面红，烦躁，谵妄，声高气粗，腹胀满疼痛而拒按，痰涎壅盛，大便秘结，小便不利，或有瘀血肿块，水肿，食滞，虫积，舌苔厚腻，脉实有力等。

4. 阴阳　阴阳是辨别疾病性质的两纲，是八纲的总纲，即将表里、寒热、虚实再加以总的概括，因此阴阳是八纲的总纲，一般表、实、热证属于阳证，里、虚、寒证属于阴证。但临床上阴证多指里证的虚寒证，阳证多指里证的实热证。

二、实训任务

每班学生随机分组，每组由 4～6 人组成，每个小组选出一个组长，每个学生承担病例分析的某一部分工作，在课堂讨论前自学病例，准备病例资料。课堂讨论时，可采取先由组长汇总小

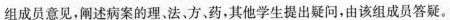

组成员意见,阐述病案的理、法、方、药,其他学生提出疑问,由该组成员答疑。

1. 患者,男性,20岁,学生。初诊:昨天下午因受凉于今晨7点左右突发高热,伴头痛,微恶寒(感冒、急性上呼吸道感染),鼻塞,流浊涕,咽痛。T 38.1 ℃,P 86次/分,R 20次/分,BP120/75 mmHg,神清,精神差,面红,咽部充血,双侧扁桃体Ⅰ度肿大,双肺呼吸音稍粗,心率96次/分,律齐,无杂音。舌红,苔薄黄,脉浮数。

请写出证名诊断,辨证分析,推荐方剂和中药。

2. 患者,女性,37岁。三年来经常疲乏无力,纳食不香,腹胀便溏,月经提前量多,每至十余日方止。近一年来,常有心悸失眠,眩晕健忘,面色萎黄,形体消瘦,且时有肢体麻木。舌淡苔白,脉细弱。

请写出证名诊断,辨证分析,推荐方剂和中药。

3. 患者,男性,41岁。反复咳嗽已近5年,10天前因家事不和,心烦作怒,咳嗽突发,痰中带血而来求诊。症见咳嗽阵作,痰黄而黏,痰中带血,胸胁疼痛,口干苦,烦躁易怒,小便短黄,大便干燥,舌红苔薄黄,脉弦数。

请写出证名诊断,辨证分析,推荐方剂和中药。

4. 患者,男性,35岁。因酒后右上腹疼痛,服用寒凉之剂后,出现腹胀难耐,食欲下降,经服理气剂,好转,又服其他类药,缠绵半年余,今感腹中气体行走,脐上有气黏着不去,感气寒,时有腹胀,苔薄白。

请写出证名诊断,辨证分析,推荐方剂和中药。

三、实训用物

实训场地为模拟中药房,各种中药饮片(或中成药)若干。

四、实施要点

1. 运用中医理论进行正确辨证,因为正确辨证是理、法、方、药的基础和前提。
2. 辨病与辨证相互结合。
3. 根据辨证的结果组方、遣药。

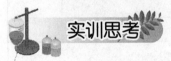

实训思考

1. 为什么要对疾病进行辨证?"同病异治""异病同治"的理由和根据?
2. 常用的辨证方法有哪些?各自适合哪些疾病的辨证?
3. 疾病辨证过程中运用了哪些中医理论?

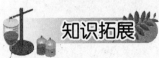

知识拓展

八纲辨证中的表里、寒热、虚实、阴阳八纲的区分并不是单纯的、彼此孤立的、静止不变的,而是错综复杂、互相联系、互相转化的。归纳起来,八纲之间存在着"相兼"、"夹杂"、"转化"的关系。"相兼"即指两个纲以上的症状同时出现,如外感热病初期,见有表证,还须进一步辨其兼寒或兼热,故可分为表寒证和表热证;久病多虚证,当进一步辨其属虚寒证或虚热证。虚证为主,寒或热也从属于虚证,治疗时当以补虚为主,分别用补阳或滋阴的方法。至于表里相兼时,以何证为主,须看具体病情而定。"夹杂"即指患者同时出现性质互相对立的两纲症状,如寒热夹杂、虚实夹杂、表里夹杂(习惯上叫表里同病)病。"转化"即指某一纲的症状向其对立的一方转化。表里之间、寒热之间、虚实之间、阴阳之间既是相互对立的,又可在一定条件下相互转化。实证可因误治、失治等原因,致病程迁延,虽邪气渐去,而正气亦伤,逐渐转化为虚证,虚证可由于正气不足,不能布化,以致产生痰饮或水湿、气滞或血瘀等实邪,而出现种种实证。

疾病的辨证论治评分标准

班级:　　　　　姓名:　　　　　学号:　　　　　得分:

项　目		分　值 (100)	操作实施要点	得　分
课前素质要求 (5分)		5	按时上课,有实训预习报告	
操作过程	操作前准备 (10分)	10	着装整洁,并穿白大褂,物品准备齐全、完好;自学病例,准备病例资料,小组讨论	
	操作中 (65分)	10	对病例分析比较合理	
		15	采用中医术语阐述疾病证候的概念、病机基本正确	
		10	对疾病治疗基本原则阐述基本正确	
		15	推荐的方剂和中药比较合理	
		15	对学生提出的问题回答比较合理	
	操作后整理 (5分)	5	清洁、整理实训场地	
评　价(15分)		15	态度认真,表演自然熟练	
总　分				

监考老师:　　　　　　　　　　　　　　考核时间:

(钱善军)

项目十一　中药加工与炮制

实验预习

1. 预习中药饮片的加工方法。
2. 预习中药饮片的炮制方法。

实验目的

1. 掌握中药加工的方法。
2. 掌握中药材炮制的目的。
3. 掌握加固体辅料炒的方法及质量标准。
4. 了解加固体辅料炒的目的和意义。

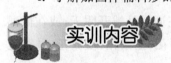

实训内容

一、实训相关知识介绍

（一）中药材加工

1. 中药材加工：是指在中医药理论指导下，对作为中药材来源的植物、动物、矿物（除人工制成品及鲜品）进行采收、加工处理的技术。又称中药材初加工或产地加工。早期文献称中药材加工为"采造"、"采治"、"采药"、"收采"、"采取"，现代文献一般称之为采制、采集、加工。

2. 中药材产地加工的目的

（1）除去杂质和非药用部分，保持药材的纯净。

（2）分离不同药用部位。

（3）进行初步处理，利于药材干燥。

（4）保持有效成分，保证药效。

（5）整形、分等，利于按质论价。

3. 中药材产地加工的方法

（1）中药材产地加工的方法有：净制；蒸、煮、烫；浸漂；切制；发汗；揉搓；干燥（图11-1）等环节。

蒸、煮、烫的目的：①含黏液汁、淀粉或糖分多的药材，用一般方法不易干燥，须先经蒸、煮或烫处理，则易干燥。②药材经加热处理后，便于刮皮，如明党参、北沙参等。③能杀死虫卵，防止孵化，如桑螵蛸、五倍子等。④熟制后能起滋润作用，如黄精、玉竹

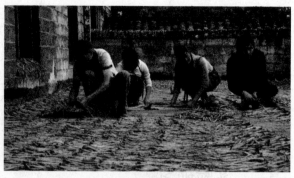

图11-1 药农在晾晒党参

等。⑤蒸、煮、烫可使一些药材中的酶类失去活性，不致分解药材的有效成分。

发汗的目的：有些药材在加工过程中堆置起来发热，使其内部水分往外溢，使药材变软、变色、增加香味或减少刺激性，有利于干燥。这种方法习称"发汗"，如厚朴、玄参、续断等。

干燥目的：及时除去药材中的大量水分，避免发霉、虫蛀以及有效成分的分解和破坏，利于贮藏，保证药材质量。

（2）由于中药材种类繁多，品种规模和地区用药习惯不同，加工方法也各不相同，现将一般常规中药产地加工方法介绍如下：

①种子类：一般果实采收后直接晒干，脱粒，收集种子。有些药材要种皮或果皮，如薏苡仁、决明子等。有些要击碎果粒。有些则要蒸，以破坏药材易变质变色的酵素，如五味子、女贞子等。

②花类：为了保持花类药材颜色鲜艳，花朵完整，采后应放置在通风处摊开阴干，或在低温下迅速烘干，以避免有效成分的散失，保持浓郁的香气，如红花、芫花、金银花、玫瑰花、月季花等。极少数种类则需先蒸后再进行干燥，如杭白菊等。

③果实类：一般果实类药材采收后直接晒干或烘干即可。但果实大又不易干透的药材，如佛手、酸橙、鲜木瓜等应先切开后干燥，以果肉或果皮入药的药材，如瓜蒌、陈皮、山茱萸，应先去除瓤、粒或剥皮后干燥，此外，有极少数药材如乌梅等还需经烘烤烟熏等方法加工。

④皮类：一般采后趁鲜切成片或块，再晒干即成。但有些种类在采收后应趁鲜刮去外层的树皮，再进行干燥，如丹皮、椿根皮、黄柏皮等，有些树皮类药材采后应先用沸水略烫后，加码叠放，使其"发汗"，待内皮层变为紫褐色时，再蒸软刮去树皮，然后切成丝片或卷成筒，再进行干燥，如肉桂、厚朴、杜仲等。

⑤全草和叶类：采收后宜放在通风处阴干或晾干，尤其是含芳香挥发油类成分的药材，如薄荷、荆芥、麝香等忌晒，以避免有效成分的损失。有些全草类药材在未干透前就应扎成小捆，再晾全干，如紫苏、薄荷等。一些含水量较高的肉质叶类，如马齿苋等应用沸水略烫后再进行干燥。

⑥根及地下茎类：这类药材采收后，一般先洗净泥土，除去须根、芦头和残留枝叶等，再进行大小分级，趁鲜切成片、块或段(图11-2、图11-3)，然后晒干或烘干，如白芷、丹参、牛膝、前胡、射干等。一些肉质性，含水量较高的块根、鳞茎类药材，如天冬、百部、薤白等，应先用沸水稍烫一下，然后再切块晒干或烘干。对于质坚难以干燥的粗大根茎类药材，如玄参、白芍等药材，先要用沸水煮，再经反复"发汗"，才能完全干燥。还有些种类的药材，如山药、贝母等，须用硫磺熏蒸才能较快干燥，保持色泽洁白，粉性足，且能消毒，杀虫防霉，有利于药材的贮藏。

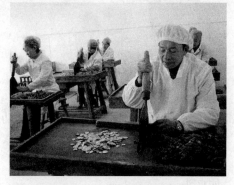

图11-2　药工在切制药材

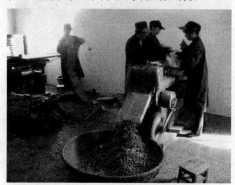

图11-3　工人利用加工仪器加工药材

(二) 中药传统炮制理论

1. 中药制药论

(1)相反为制：是指用药性相对立的辅料(包括药物)来制约中药的偏性或改变药性。如：萸黄连、酒黄连、酒大黄(黄连苦寒，吴茱萸辛热，用吴茱萸制黄连，可以吴茱萸的辛热杀黄连的大寒之性)。

(2)相资为制：指用药性相似的辅料或某种炮制方法来增强药效。如：蜜制甘草、蜜制百合(蜂蜜甘平，益气补中，和百药。甘草，味甘性平，有益气和中作用，二者药性相似，蜜制甘草可增强甘草的补中益气作用。蜜制百合可增强其润肺止咳的功效)。

(3)相畏为制：是指利用某种辅料能制约某种药物的毒副作用来炮制该药物。如姜半夏(生半夏有毒，使人呕吐等；生姜发表，止呕，开痰作用，以生姜炮制半夏可抑制半夏的使人呕吐副作用，降低毒性，增强化痰止咳作用)。

(4)相恶为制：利用某种辅料或中药来炮制以减弱某些中药的副作用。如米泔水制苍术(苍术芳香燥烈，米泔水甘平，益气除烦，可缓和苍术的燥性)。

(5)相喜为制：指用某种辅料或中药来炮制，以改善中药的形色气味，提高患者的信任感和接受度，利于服用，发挥药效，增强商品价值。如醋制乳香、醋制没药。

(6)制其形：是指通过炮制改变中药的外观形态和分开药用部位。如：碾、捣(图11-4，图11-5)或切制，不同药用部位分开入药。

(7)制其性：是指通过炮制改变中药的性能。如酒制黄连。

(8)制其味：是指通过炮制调整中药的五味或矫正劣味。如醋制乳香。

(9)制其质：是指通过炮制改变中药的质地。如：王不留行炒至爆花，穿山甲、龟甲、鳖甲砂炒至酥脆,矿物药煅或淬等。

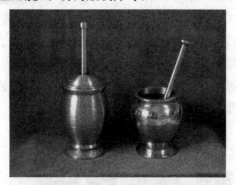

图 11-4 药材加工用的铜冲(铜缸子)

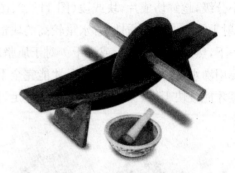

图 11-5 药材加工用的药碾子

2. 中药生熟论

(1) 生泻熟补:有些中药生品具有泻下作用,炮制后泻下作用缓和,能够产生滋补的功效。如生地黄清热凉血而主泻,熟地黄滋阴补血而主补。

(2) 生峻熟补:生品作用猛烈,制熟后大为缓和。如大黄。

(3) 生毒熟减:生品毒性很强,炮制后毒性降低。如乌头。

(4) 生效熟增:中药制熟后明显增强疗效。如蜜制黄芪、醋制延胡索。

(5) 生行熟止:生三七散瘀止血、消肿定痛,常用于跌打损伤;熟三七则有补气补血之功,故有"生打熟补"。

3. 辅料作用论

(1) 酒制升提:指中药用酒炮制可引药上行。

(2) 姜制发散:指中药用姜汁炮制可取温经发散之功,增强中药疗效。

(3) 入盐走肾脏软坚:指中药用盐水泡制可引药入肾经,更好地发挥其软坚散结的作用。

(4) 醋制入肝经止痛:指中药用醋炮制可以引药入肝经且有协同疏肝止痛的功效。

(5) 米泔制去燥性和中:指中药用米泔水炮制,可除去其温燥之性,增强健脾和胃之功。

(6) 乳制滋润回枯:指中药用乳汁炮制可使其补血润燥之功增强,使血亏所致的形体羸瘦,燥渴枯涸之症得以恢复。

(7) 蜜炙甘缓难化、增益元阳:指中药用蜂蜜炮制,可借蜂蜜之味甘难溶之性,赋中药以缓急止痛之功,并能增强补中益气及补肾益元之效。

(8) 麦麸皮制抑酷性、勿伤上膈:上膈,即膈上,宗气所存之地。指中药用麸皮炮制可以缓和中药的燥烈之性,而免伤宗气。

(9) 乌豆汤、甘草汤制曝,并解毒至令平和:指中药用乌豆汤、甘草汤浸渍,然后日晒,可减缓其毒副作用。

(10) 羊酥酒、猪脂油涂烧,咸渗骨容易脆断:指中药用羊酥酒、猪脂油涂烧,容易渗入骨内,易于粉碎。

4. 药性变化论

(1) 四气五味的影响:通过炮制缓和药物原有性味、增强药物原有性味、改变中药性味。

(2) 升降浮沉的变化:生升熟降,生降熟升,升者益升,降者益降。

(3) 归经的变化:以辅料炮制药物,引药归经;通过炮制增强药物对其中某一脏腑或经络的作用;炮制改变药物归经。

(4) 毒性的变化:使毒性成分发生改变;使毒性成分含量减少;利用辅料的解毒作用;增强机体对药物毒性成分的解毒能力。

二、实训任务

(一) 清炒法

1. 炒黄　王不留行

2. 炒焦　山楂、栀子

3. 炒炭　槐花

(二) 加固体辅料炒

1. 麸炒　苍术

2. 砂烫　鸡内金

(三) 炙法

1. 酒炙　当归

2. 盐炙　杜仲

三、实训用物

实训场地为模拟中药炮制室,药品与辅料若干,铁锅,搪瓷盘,量筒,台秤,笤帚,铁铲,竹匾,簸箕,喷壶等。

四、实施要点

(一) 清炒法(图 11 - 6、图 11 - 7)

1. 炒黄　王不留行:将王不留行置于热锅内,不断翻动,炒至几乎全部裂开,取出放凉即可。

2. 炒焦

(1) 焦山楂:将山楂置于热锅内,先用微火,后用强火,勤加翻动,炒 10～20 分钟,至外面焦褐,内部呈黄褐色时,取出放凉即可。

(2) 焦栀子:取净碎栀子置于热锅内,先用微火,后用强火,均匀翻动,炒至外表焦黑,内部呈老黄色时,取出放凉。

3. 炒炭　槐花炭:取槐花置于热锅内,先用微火后用强火,不断翻动,炒至表面焦褐色内呈老黄色为度,如有火星应喷淋清水,熄灭火星,然后再摊晾过夜,以除去水分,避免贮存过程中复燃。

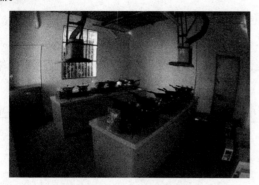

图 11-6 炮制实验室

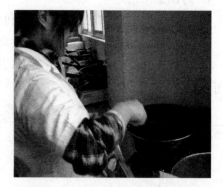

图 11-7 炮制人员在进行炮制

4. 注意事项

(1) 清炒要根据三种不同炒法和程度的要求适当掌握火力,一般是先用微火后用强火,炒的时间长短以达到质量标准为度。

(2) 炒制过程要使药材受热均匀,勤加翻动,避免生熟不均的现象。

(3) 炒炭喷淋清水,是为了防止药物复燃,避免发生火灾。炒焦和炒炭的药物要充分冷却和干燥。

(二) 加固体辅料炒

1. **麸炒** 苍术:先将麸皮撒于热锅内,用中火加热,至冒烟时,加入苍术片,翻炒至表面深黄色,取出。筛去麸皮,放凉(苍术片每 100 kg ,用麸皮 10 kg。成品性状:表面呈深黄色。有香气)。

2. **砂烫** 鸡内金:将净砂置热锅内,用中火加热,至滑利容易翻动时,倒入大小一致的鸡内金,不断翻炒,至鼓起,卷曲,表面金黄色时,立即取出。筛去砂,放凉(成品性状:本品膨胀鼓起,表面金黄色,质脆。具焦香气)。

3. 注意事项

(1) 需加辅料炒制的药材应为干燥品,且大小分档并经过净选加工处理。

(2) 麸炒药物火力可稍大,撒入麸皮应立即冒烟,随即投入药物,借麸皮之烟熏使药物变色,但火力过大,则麸皮迅速焦黑,不产生浓烟而达不到麸炒的目的。

(3) 土、砂、蛤粉、滑石粉炒时,投药前辅料都应先加热至灵活状态,特别是第一次用于炒药时尤应如此。

(4) 炒过毒剧药物的辅料,不能再用于炒制其他药物,也不可乱倒。

(三) 炙法

1. **酒炙** 当归:取净当归片,用黄酒拌匀,闷润至酒被吸尽后,置热锅内,用文火加热,炒至深黄色,取出放凉。筛去碎屑(当归每 100 kg,用黄酒 10 kg。成品性状:本品呈老黄色,略有焦斑。微有酒气)。

2. **盐炙** 杜仲:取净杜仲丝或块,加盐水拌匀,润透,置热锅内,用中火加热,炒至焦黑色,

丝 易断时，取出放凉。筛去碎屑(杜仲每 100 kg，用食盐 2 kg。成品性状，本品呈焦黑色，银白色橡胶丝减少，弹性减弱，折断后丝易断，并略具咸味)。

3. 注意事项

(1) 各炙法中采用先拌辅料后炒方法炒制的药，一定要闷润至辅料完全被吸尽或渗透到药物组织内部后，才可进行炒制。酒炙药物闷润时，容器要加盖密闭，以防酒迅速挥发。后加辅料炙的药物，辅料要均匀喷洒在药物上，不要沿锅壁加入，以免辅料迅速蒸发。

(2) 若液体辅料用量较少，不易与药物拌匀时，可先加适量开水稀释后，再与药物拌润。

(3) 在炙炒时，火力不可过大，翻炒宜勤，一般炒至近干，颜色加深时，即可出锅摊晾。

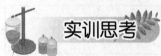 **实训思考**

1. 简述不同种类的中药材加工方法。
2. 清炒的目的和意义是什么？
3. 实训药物加入固体辅料炮制的目的是什么？

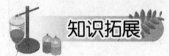 **知识拓展**

清炒是不加辅料的一种炒法，其中有炒黄、炒焦、炒炭三种，炒黄的多为种子类植物，是将药物炒至表面膨胀，产生裂隙，并散发出固有的香气，使之由生变熟，其目的是为了煎出有效成分，并起醒脾和胃的作用。炒焦能使药物增强健脾胃助消化的作用。炒炭多为加强药物的吸附性，以起到止血作用。

辅料炒是根据所加辅料不同，分加固体辅料炒(麸炒、米炒等)和加液体辅料(蜜、酒、醋等)炒，液体辅料炒也称炙。麸炒是利用麦麸加热时发生的烟将药材薰黄以增强药物健脾和胃之功，并减少不良刺激性，或起到矫味、矫臭作用。米炒是将药材同大米同炒，借助热力与米的烟气将药材薰黄，以增强药材补中益气的作用，并能降低药材的燥性、毒性。蜜炙(炒)药材有补中润肺、缓急宁嗽、解毒矫味的作用，所以蜜炙的药物，能增强补中润肺之作用。酒炙(炒)药物因酒甘辛大热，能引药上行、活血通络，可缓和寒性，增强活血通络作用，并有助于生物碱、挥发油的溶解煎出以提高疗效，也有矫臭矫味之作用。醋炙(炒)药材能引药入肝，增强行气止痛作用，能与药物中游离生物碱结合成可溶性盐，使有效成分易于煎出，并有矫味除腥除臭之作用。

中药加工与炮制评分标准

班级：　　　　姓名：　　　　学号：　　　　得分：

项　目		分　值 (100)	操作实施要点	得　分
课前素质要求 (5分)		5	按时上课,有实训预习报告	
操作过程	操作前准备 (5分)	5	穿衣带帽,着装整洁;物品准备齐全、完全	
	操作中 (70分)	5	炒制前清洗所要使用的工具	
		20	能够选择正确的火候	
		10	能够不停的正确翻炒	
		20	炒出的产品均匀,颜色一致	
		15	炒的产品符合炮制的要求	
	操作后整理 (5分)	5	清洁、整理台面,摆放好物品	
评　价(15分)		15	态度认真,表演自然熟练	
总　分				

监考老师：　　　　　　　　　　　考核时间：

（张　强　马灵珍）

项目十二 中药方剂的调剂

实验预习

1. 预习处方组成及内容。
2. 预习处方如何调配。

实验目的

1. 掌握饮片处方质量管理的规范。
2. 掌握中药方剂的调剂操作规程。

实训内容

一、实训相关知识介绍

(一) 总论

中药方剂的调剂是指中药药剂人员遵照临床医师处方,将中药饮片按配方流程及原则,及时、准确无误地调配成供患者使用的药剂,是中药药剂综合工作的重要组成部分。

中药方剂的调剂工作,必须认真执行《中华人民共和国药品管理法》及国家有关药品管理的法律法规。

1. 处方 处方包括"前记"、"正文"及"后记"。

2. 从事中药方剂调剂人员的职责 中药调剂是一门学术性、技术性很强,负有法律责任的重要工作。其人员的职责是:

(1) 从事中药调剂工作的人员,首先要树立全心全意为人民服务的思想,必须具有认真严谨、对民众健康高度负责的精神,耐心、细心进行诸项工作。要熟练掌握中医药学基本理论知识和调剂业务技能,并且不断学习、了解、掌握中医药有关学科的新理论、新成果、新技术。能正确遵照有关法规制度进行操作,对用药者应负责解答有关用药咨询、主动提示相关注意事项。

(2) 必须贯彻质量第一原则,调配处方要做到准确无误、药味齐全、剂量准确、清洁卫生。

严格按照《中药饮片调剂规程》所列处方的药味应付进行调剂,严禁以伪充真、以次充好、生制不分、乱代乱用,确保中药的调剂质量。

(3)按照医师处方要求,依据《中药饮片调剂规程》、《中药炮制规范》、药品管理法等有关规定,进行中药饮片和中成药的调剂。对于违反规定的处方,调剂人员有权拒绝调剂。

(4)调剂的处方中含有毒性和麻醉性中药,必须遵照《毒性、麻醉性药品管理办法》和有关法规进行特殊管理。

(5)根据医师处方要求,负责临时炮制加工。

(6)解答中成药,中药饮片的用法、用量、使用注意、功效、煎煮方法等用药咨询。

3. 从事中药饮片调剂人员的条件与要求

(1)从事中药饮片调剂工作人员必须具备下列条件之一,才能从事饮片调剂工作:

①经过中药中专(含)以上学历的学习取得毕业证书或取得中药士及以上技术职称者;

②取得上岗资格的药师;

③中药饮片调剂复核人员,必须具有中药师(主管中药师)及以上技术职称者。

(2)有下列情况之一者,不得从事中药饮片调剂工作:

①未经系统学习过中医药理论和有关知识、技能或没有取得相关任职资格证书者;

②患有精神病、严重皮肤病及可能影响药品质量的传染病者;

③每年进行健康体检,体检不合格者。

4. 中药饮片调剂室的条件与要求

(1)应有与调剂工作量相适应的调剂室,其墙壁、顶棚、地面平整光洁,无污染源,门窗结构严密,要有调节室内温湿度的空调、排风扇及避光设备。

(2)药斗为调剂中药饮片的容器,多为木质多格式的组合柜,能存放 400 种以上中药饮片为宜,药斗布局应合理,符合斗谱规律排列(图 12-1)。药名为正名正字。

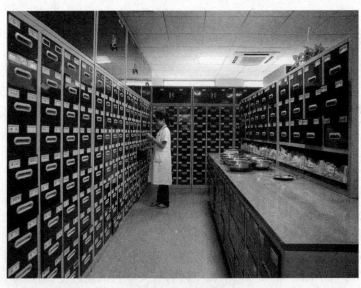

图 12-1 调剂室药斗

(3)调剂台结构应宽大坚固。应有盛放不同规格的包装纸、布袋、滤药器及笺方的设置。

（4）供调剂使用的戥秤（图 12 - 2）、天平必须是经质量技术监督部门检定合格才能使用,定期进行校验。

（5）用于临时捣碎药味用的铜缸,应配备清洁用的毛巾、毛刷等。用于整理中药饮片用的簸萁、筛子等,要保持干净整洁卫生。

（6）调剂室内所用各种用具,要有固定存放位置,专人管理。

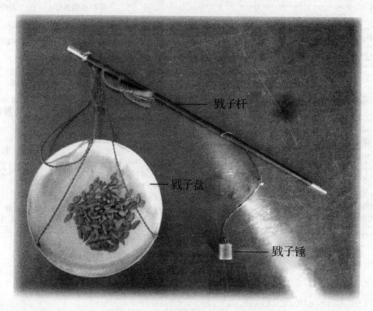

图 12 - 2 戥秤

（二）中药饮片处方质量管理的规范

1. 从事中医医疗工作的执业医师要不断的加强中医理论学习,按照君、臣、佐、使合理选方用药,提倡使用经方、小方,合理使用中药饮片。

2. 中药饮片处方书写严格执行中华人民共和国卫生部令第 53 号《处方管理规范》的各项规定。

3. 处方书写内容有三部分（图 12 - 3）

（1）处方前记:认真书写处方前记的全部内容,包括医疗机构名称、患者姓名、年龄、性别、科别、费别、诊断以及患者一般信息,门诊或住院号及病区号和床号,麻醉,一类精神药品处方还应记载患者身份证号、家庭常住地址和联系电话。

（2）处方正文:书写处方药品,药品名称必须使用药品通用名,饮片炮制方法写在药品名称前面如:"炙甘草、法半夏"。特殊的调剂、煎煮方法应在药品名后右上角注明并加括号,例如"薄荷(后下)"。每味药物后面的剂量用阿拉伯数字书写,单位为克(g)。处方中的药味排列要整齐,每行的排列要一致整齐,各行中的药物数量要一致。

（3）处方后记:该处方服用天数、日几剂、每剂煎几次、制备方法（水煎服、酒制、打粉等）、服用方法（温服、冷服、餐前或餐后服、外敷、熏蒸等）、处方医生签字、调剂人签字、核对人签字。

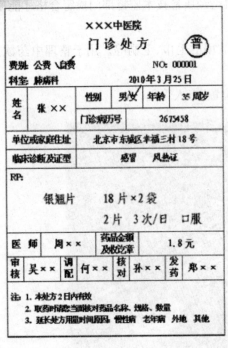

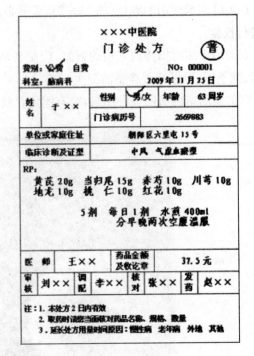

图 12-3 处方书写

4. 中药饮片处方中不得与西药或中成药混写在一起。

5. 中药饮片处方书写应按"君、臣、佐、使"的顺序排列。

6. 处方前记中"诊断"(包括病名和证候)明确。处方中的药品组成与诊断应有明确的辨证或辨病关系,做到诊断正确,辨证准确,剂量得当,君、臣、佐、使清晰。杜绝有药无方的只是药物堆积的不合理处方(或"大处方")。

7. 中药饮片中的毒、麻药品的采购、储存、使用应严格按相关法律法规的规定管理。

8. 严禁以中药饮片销售额与医生奖励挂钩。

(三)中药饮片调剂操作程序

中药饮片调剂操作程序是经过多年工作实践而形成的,应成为调剂全过程的准则。中药饮片调剂分为审方、计价、调配、复核、发药五个程序:

1. 审方 审方是中药饮片调剂工作中第一道程序。从事调剂工作的人员要对处方内容逐字、逐项进行详细审阅,具体内容如下:

(1)《处方管理办法》规定,药师调剂处方时必须做到"四查十对":查处方,对科别、姓名、年龄;查药品,对药名、剂型、规格、数量;查配伍禁忌,对药品性状、用法用量;查用药合理性,对临床诊断。

(2)《处方管理办法》规定,药师应当认真逐项检查处方前记、正文和后记书写是否清晰、完整,并确认处方的合法性。应当按照操作规程调剂处方药品:认真审核处方,准确调配药品,正确书写药袋或粘贴标签,注明患者姓名和药品名称、用法、用量、包装。向患者交付药品时,按照药品说明书或者处方用法,进行用药交待与指导,包括每种药品的用法、用量、注意事项等。对麻醉药品和第一类精神药品处方,药师应当按年月日逐日编制顺序号。

(3) 审阅处方如有项目不齐、字迹不清、错字、重复药味、未注明剂量、药味配伍禁忌、妊娠忌服、超过规定剂量的问题,应与取药者或处方医师联系研究解决,必须经过处方医师纠正或重新签字,方可调剂。处方所列饮片药房没有的,审核人员将处方交还患者,并告知患者找开方医生更换其他药品。不得擅自更改或代用处方中的药品。

(4) 审阅处方中所列药味如有"脚注",要遵照医嘱要求办理,调剂人员不得擅自涂改处方。如有需要自备"药引",要向取药者说明。

(5) 对处方中药味短缺不能满足供应的品种,请处方医师更换疗效类似品种或告知取药者自己外购,药剂人员无权擅自使用代替品。

(6) 处方中如有属于自费的药味,要向取药者说明。

(7) 药师经处方审核后,对超过日期处方,在未征得原处方医师同意或未重新签字的情况下,应拒绝调剂。对不规范处方或者不能判定其合法性的处方,不得调剂。

(8) 处方审核合格的,处方审核人员在处方上签名,将处方交调配人员。

2. 计价

(1) 计价方法是将每味药的剂量乘以该药的规定价格,计算出单味药的价钱,再将处方所有单味药的价钱相加,即为一剂药的金额,再乘以处方的剂数,即为该处方的总价。

(2) 计价时要注意每味药的单价、剂量、剂数。对所调剂药味如有不同规格、不同价格的,特别是属于贵重细料药,毒性、麻醉性中药,应在处方药味顶部注明单价(俗称顶码),以利药价的准确。

(3) 药物需要代煎,应另加代煎费,不应将代煎费混入药费中一同计价。

(4) 药价计算完毕填入规定的项目内,经手人签字。

3. 调配 调配是调剂中药处方最重要的环节,要求从事调剂的人员具有高尚的职业道德和高度责任心,需要严肃认真按照医师处方要求进行调剂(图 12 - 4),具体操作要求如下:

(1) 调剂人员接到经过审方、计价、收费后的处方,还需要对处方各项内容进行审核,经过复审无问题后,方进行调配。

(2) 调剂所用的戥秤,首先核准定盘星。持戥方法为左手握住戥杆,右手取药,提起戥毫至眉齐,检视戥星指数与所取药味剂量相符。

(3) 称取药味应按处方所列顺序间隔平摆,不得混放一堆,以利核对,如有错味便于分出另配。对体积松泡品种应先称取,以免覆盖其他药造成复核困难。对黏度大的品种可后取放在松泡药之上,防黏附包装纸。鲜药类品种应另包,以免干湿相混,发霉变质,影响疗效。

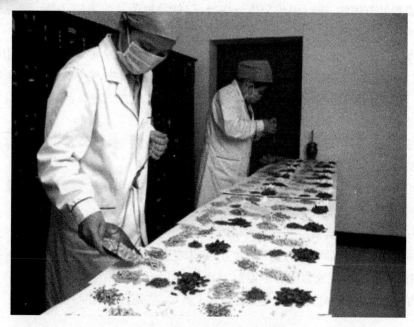

图 12－4　调剂人员在调配

（4）对处方注明需要临时加工炮制品种，遵医嘱加工炮制并应符合质量要求。

（5）调剂处方所列药味，要按照规范的处方药味应付称取，不得随意替代，不准生制不分；不准使用不合格药品。

（6）处方中应先煎、后下、包煎、烊化、另煎、冲服的品种，应单包并注明用法。

（7）对处方中有矿物、贝壳、果实种子类坚硬药物，需要临时捣碎（对使用量较大且常用的品种可预先用机械加工粉碎备用），以利于有效成分的煎出。使用铜缸捣药后，应立即擦拭干净，不得残留粉末。凡捣碎特殊气味或毒性药后，必须洗刷干净。

（8）处方要求加工成其他制剂的，与中药汤剂调配方法基本相同。另外根据各药味的特殊性，为便于粉碎和制剂要求，对含挥发油和脂肪油多、树脂、黏性大、糖分多和动物类药、纤维性强、质地松软药以及贵重细料药，均应单取、单包，以利加工制剂时分别处理。

（9）分戥，对一方多剂同时调剂时，应采取递减分戥法操作，即按每味药剂量乘以剂数等于称取总数量，分出每一剂的量，每减去一剂的药量，剩余在戥盘的部分、不应有余或缺量，最后剩余的一剂药，要与处方一剂药量相等。对并开药应分别称取，不准以一味找齐。对处方中贵重细料药、毒性药要按剂准确称取并分别单包。在进行剂量检查时，每剂药总量的误差率正负不得超过 5％。

（10）调剂处方完毕时，经手人应自行检查，核对无误后签字。

4. 复核　复核是对所调配的药品，按照处方逐项进行全面细致的核对，无误后签字。复核是调剂处方重要的一道质量把关和程序，具体操作如下：

（1）调配药品是否符合处方所开药味和剂数，有无多配、漏配、错配或掺混异物等现象。

（2）有无配伍禁忌、妊娠禁忌和超剂量等。药品有无虫蛀、发霉、变质，以生代制、生制不分、应捣未捣的情况。

（3）是否已将先煎、后下、包煎、烊化、另煎、冲服、兑服和特殊要求等进行单包并注明用法。

（4）处方药味剂量与实际剂量是否相符。

（5）细料药品和毒性药品是否处理得当。

（6）调配的药味是否与"处方应付"一致。

（7）复核合格后即可签字进行包装（图12－5）。装药时做到药方与药相符，并核查调剂付数；装药时不漏药、不沾药、不撒药，注意区分先煎药、后下药、烊化药、冲服药、单包药等（药袋标识与药相符）；装订要结实、整齐，并将处方底联与包装好的药袋装订在一起。

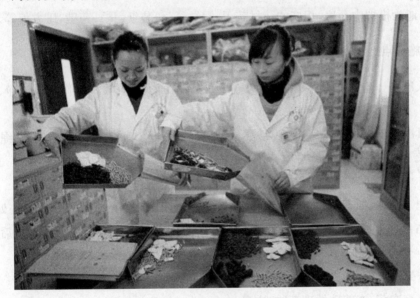

图12－5 调剂人员在分装

5. 发药

（1）核对患者姓名、取药号和取药剂数，要特别注意防止姓名相同或相似错发药的事故发生。

（2）处方中需特殊处理的药味，或需另加"药引"，以及煎法、用法、服法，需加以说明。外用药应有明显标注。

（3）一方多剂的鲜药，要提示患者注意保鲜，置于阴凉干燥处，以防发霉变质。

（4）检查附带药品是否齐全，药品包装是否捆扎结实。

二、实训任务

调配处方：

处方一：柴胡(10 g)　当归(15 g)　白芍(15 g)　白术(15 g)　茯苓(15 g)　薄荷(10 g)　栀子(10 g)

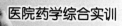

甘草(10 g)

　　处方二：人参(30 g)　　款冬花(30 g)　　桑白皮(30 g)　　桔梗(30 g)　　五味子(30 g)　　阿胶(30 g)乌梅(30 g)
贝母(15 g)　　罂粟壳(240 g)

　　处方三：桃仁(12 g)　　大黄(12 g)　　桂枝(6 g)　　芒硝(6 g)　　甘草(6 g)

　　处方四：天南星　　川乌　　地龙(各180克)　　乳香　　没药(各66克)　　草乌(180克)

　　处方五：白术(30 g)　　生黄芪(18 g)　　龙骨(24 g)　　牡蛎(24 g)　　萸肉(24 g)　　杭芍(12 g)　　海螵蛸(12 g)
茜草(9 g)　　棕边炭(6 g)

三、实训用物

实训场地为模拟中药房,相应的药材若干,铜缸子,包装纸(袋),药戥,压方板等。

四、实施要点

1. 个人准备　　着工作服(束紧袖口)、戴工作帽(前面不露头发),工作衣帽洁净、双手洁净,不留长指甲。

2. 工具准备　　检查冲筒、包装纸(袋)、压方块,查戥(戥杆、戥盘上下干净,戥绳不绕,戥盘水平),校戥。

3. 审方　　指出不规范的处方,并写明处方中存在的问题。

4. 调配　　拉斗、抓药(戥、斗靠近,手心向上取出药物,反手入戥,不洒药;按处方顺序取药)、称量(右手向上屈腕,手心向外;戥盘不转不晃;不洒药;动作熟练)、推斗(称量后推斗,不洒药)、分剂量(全方误差±5%)、倒药(按处方顺序)。

5. 特殊处理　　捣碎、先煎或后下、包煎。

6. 复核　　查药、查特殊处理药物、查量。

7. 包装　　包大包、捆扎。

8. 发药　　递药、交待(煎煮方法)。

9. 清场　　清洁戥盘,戥秤复原,戥砣放戥盘里绕绳放置;清洁冲筒、工作台。

实训思考

1. 审方要注意什么?

2. 处方的书写包含哪些内容,这些内容又分别有什么注意事项?

3. 分别举出需要先煎、后下、包煎、烊化、另煎、冲服、兑服等特殊要求的药物实例。

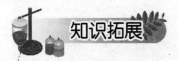 知识拓展

（一）十八反歌诀：

> 本草明言十八反，
> 半蒌贝蔹及攻乌，
> 藻戟遂芫俱战草，
> 诸参辛芍叛藜芦。

（二）十九畏歌诀：

> 硫黄原是火中精，朴硝一见便相争。
> 水银莫与砒霜见，狼毒最怕密陀僧。
> 巴豆性烈最为上，偏与牵牛不顺情。
> 丁香莫与郁金见，牙硝难合荆三棱。
> 川乌草乌不顺犀，人参最怕五灵脂。
> 官桂善能调冷气，若逢石脂便相欺。
> 大凡修合看顺逆，炮烂炙煿莫相依。

（三）妊娠禁忌歌诀：

> 蚖斑水蛭及虻虫，乌头附子配天雄，
> 野葛水银并巴豆，牛膝薏苡与蜈蚣，
> 三棱芫花代赭麝，大戟蝉蜕黄雌雄，
> 牙硝芒硝牡丹桂，槐花牵牛皂角同，
> 半夏南星与通草，瞿麦干姜桃仁通，
> 硇砂干漆蟹爪甲，地胆茅根与蟅虫。

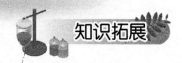

知识拓展

| 班级： | | 姓名： | 学号： | 得分： |

项 目	分 值（100）	操作实施要点	得 分
课前素质要求（5分）	5	按时上课，有实训预习报告	
操作前准备（5分）	5	着装戴帽，衣帽清洁；检查铜缸子是否洁净，包装纸整齐装置，查戥（戥杆、戥盘上下干净，戥绳不绕，戥盘水平），校戥（举戥齐眉，面向顾客，左手不挨戥）	
操作中（70分） 审方	7	全面，无误。指出存在问题，无误方可调配	
调配	10	正确持戥（左手持戥），抓药（戥、斗靠近，手心向上取出药物，反手入戥，不洒药），正确称量，正确分戥，面向顾客展示称量无误	
	7	临时捣碎的药物品种正确，捣碎操作规范（捣药匀而快，动作熟练），按处方顺序取药，药味按顺序摆放，间隔平放	
	7	正确处理需特殊煎煮的药物	
	10	处方应付全部正确，错一个扣5分	
	8	单味药剂量准确（±3％之间），全方剂量准确（±5％之间）	
	7	调配后核对，动作规范到位；签字	
包捆（扎）	7	包小药包动作规范，结实、美观，注明用法、操作规范；包大药包（双层纸）动作规范，包扎结实、美观；处方放于药包之上，和药包捆扎一起，捆扎平整结实、四角见棱角	
发药	7	递药、交待事项（特殊药物处理）	
操作后整理（5分）	5	清洁、整理实训室，摆放好物品	
评 价（15分）	15	态度认真，操作规范熟练	
总分			

监考老师：　　　　　　　　　　　　　　　　考核时间：

（张　强）

项目十三　中药煎煮与服用指导

 实验预习

1. 预习中药的煎煮方法。
2. 预习中药的服用方法常识。

 实验目的

1. 掌握中药煎煮的正确方法。
2. 掌握特殊中药的煎煮方法。
3. 能够正确地指导病人服用中药。

 实训内容

一、实训相关知识介绍

（一）中药煎煮法

中药煎煮法是将一种或数种中药加水煎煮后去渣取汁的一种操作方法,煎出的汤剂多用于内服或外治疗法。中药煎煮过程中可能发生两种变化:一是药物有效成分的溶出;二是药物中各种生理活性成分进行化合反应。因此,汤剂的煎制方法有许多特殊的讲究。中药的煎煮方法对于有效地利用药物和提高治疗效果十分重要。中药的合理煎煮可以充分地发挥药物的作用,对于防治疾病有重要意义。中药的煎煮是多方面的,主要包括:

1. 清洗　中草药大都是生药,在出售之前一般都进行了加工炮制,煎煮之前一般没有必要淘洗。如果的确觉得草药有些脏,可在浸泡前迅速用水漂洗一下,切勿浸泡冲洗,以防易溶于水的有效成分大量丢失,从而影响中药疗效。

2. 煎煮用具　煎药器具以带盖陶瓷砂锅(图 13-1)为好,是传统最佳的煎药容器,因为砂锅的材质稳定,不会与药物成分发生化学反应,导热均匀,热力缓和,锅周保温性强,水分蒸发小,煎煮出的药液能充分保证药物的性能。但砂锅孔隙较多易"串味",且易破碎。此外,也可选用搪瓷锅,不锈钢锅和玻璃煎器,具有抗酸耐碱的性能,可以避免与中药成分发生反应,大量制备时多选用。煎药忌用铁、铜、铝、锡等金属器具。铜、铁质煎器虽传热快,但化学性质不稳定,易氧化,在煎煮药时能与中药中多种成分发生化学反应而影响质量。铝锅虽传热快、化学性质较稳定,但铝锅不耐强酸强碱,对酸碱性不很强的药可以选用,但不是理想的煎药用具。

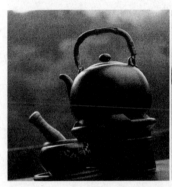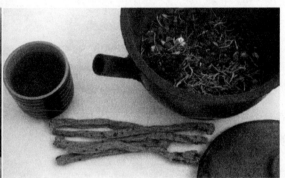

图 13-1　传统煎药用具

目前医院多使用中药煎药机(图 13-2)进行中药煎药。现新型煎药设备是煎药机与包装机连为一体,煎煮和包装为封闭过程,减少了污染,包装袋采用无毒、无菌的进口复合膜材料,抗温、抗压、保鲜、卫生状况良好,使服用的中药液安全卫生。

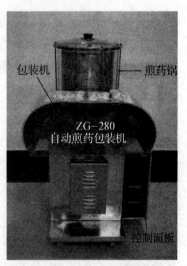

3. 煎煮用水及泡药

(1)水质:煎药用水必须无异味、洁净澄清,含矿物质及杂质少。一般来说,凡人们在生活上可作饮用的水都可用来煎煮中药。一般可用清澈的泉水、河水及自来水,井水则须选择水质较好的。水最好采用经过净化和软化的饮用水,以减少杂质混入,防止水中钙、镁等离子与药材成分发生沉淀反应。水质不好,可先煮沸放冷,使部分矿物质沉淀、气体排出后,再用来煎药。一般药材不用水洗,煎药忌用沸水。

图 13-2　自动煎药包装机

(2)加水量:加水量按理论推算应为饮片吸水量、煎煮过程中蒸发量及煎煮后所需药液量的总和。用水量应视药量、药物质地的吸水性及煎煮时间而定。确定合适加水量的方法有两种:①第一煎加水量一般为药材量的 5~8 倍,加水至高过药物的 3~5 cm 处,第二煎加水至高过药物的 2~3 cm 处。②按药物重量计算加水量,平均每克药加水约 10 ml。一般将全部用水的 70%加到第一煎中,余下 30%留待第二煎用。吸水性强、质地坚硬、黏稠、需久煎的药物,水应多些;质地疏松、有效成分容易挥发、不宜久煎的药物、用于水肿、昏迷病人和小儿的药物,宜少放水,使药液浓缩。

4. 浸泡　药物在煎煮之前,根据药物的性质及体积大小,应先用冷水把药材泡透,浸泡30分钟左右再煎煮,以利有效成分的析出,避免直接用快火煎煮,造成药材的淀粉表面糊化,蛋白质凝固,很快就能将药材表面毛细管堵塞,阻碍水分渗入药材内部,有效成分很难渗出,药力将受到影响。一般情况下,以花、叶、草类为主的药材需浸泡20～30分钟;以茎、种子、果实类为主的药材需浸泡60分钟。复方汤剂宜浸泡30～60分钟。

5. 煎药火候　一般先以武火(急火)煮沸,再改成文火(慢火)煎煮,保持微沸状态,以利有效成分煎出,避免药液溢出或水分蒸发过快导致熬干。在煎煮过程中,尽量少开锅盖,以免药味挥发。

6. 煎药时间　煎药时间根据药材性能及煎药要求酌定,要保证煎出的汤药质量好,药渣煎透。一般复方制剂,第一煎20～30分钟,二煎10～15分钟。一般先用急火煮沸,水沸后计算煎煮时间。煎煮好的中药要趁热滤出。对特殊药物的煎煮有以下要求:

(1) 解表药及其他芳香类药物,一般先用武火迅速煮沸,后改用文火维持,一般第一煎10～15分钟,第二煎10分钟左右即可,因有效成分容易煎出,避免久煎有效成分挥发,从而使药效降低。

(2) 有效成分不易煎出的矿物类、骨角类、贝壳类、甲壳类及某些补益药,一般宜文火久煎,第一煎40～60分钟,第二煎30分钟,使有效成分充分溶出。

(3) 有毒性的药物,应久煎60～90分钟,可减低毒性。

(4) 一般复方制剂,第一煎20～30分钟,第二煎10～15分钟,以利于有效成分的溶出。

7. 特殊煎煮法　煎煮中药一般情况下药物都是同时入煎,但有些药物因其性质、性能及临床用途,有先煎、后下、包煎、另煎(另炖)、烊化(溶化)、冲服、泡服特殊煎煮要求。

(1) 先煎:矿物、贝壳类、甲壳类、骨类、化石类等药物的质地坚硬,有效成分不易煎出的药物,宜打碎,先煎20～30分钟后再下其他药。常用药有:石膏、磁石、寒水石、代赭石、赤石脂、龙骨、牡蛎、石决明、海浮石、山羊角、虎骨等;某些质地较轻、用量多的药物,还有泥沙多的药物,可先煎取汁澄清,然后以其药汁代水煎药,如芦根、竹茹、糯稻根等;一些有毒药材久煎可降低其毒性,应先煎30～40分钟再加其他药同煎,如生半夏、乌头、附子等。

(2) 后下:气味芳香的药物,因其有效成分煎煮时容易挥发影响药效,需在其他药物煎好后再下,煎煮4～5分钟即可。如薄荷、香薷、木香、砂仁、钩藤、白豆蔻、大黄、番泻叶、沉香、丁香、佩兰、荆芥、茵陈等。

(3) 包煎:某些粉末状、有黏性或绒毛类药物经煎煮后,其药汁混浊难咽,或对喉咙产生刺激,或易于粘锅,在入药时宜用纱布包裹入煎,再和其他药一起煎。需要包煎的主要有四类药物,一是细小种子类药物,如车前子、葶苈子、青葙子等,煎药时特别黏腻,如不包煎,容易粘锅,药汁也不容易滤除;二是有些药物如蒲黄、海金沙、滑石等,煎时容易上飘在药液表面或沉淀锅底,所以需要包起来煎煮;三是有些有绒毛的药物,如辛夷、旋覆花、枇杷叶等,如不包煎,煎煮后不易滤除,服后绒毛会刺激咽喉,引起咳嗽、呕吐等副作用。四是含淀粉、黏液质较多的药物,如山药,在煎煮过程中易粘锅焦化,需包煎。煎煮上述药物时先将药物用纱布包好,再放入药锅内与其他药物同煎,叫包煎。包煎时药袋尽量松些,以免药物膨胀时空间不足导致无法更多吸收水分而煎熬不透。

(4)另煎(另炖):某些贵重药材,为避免有效成分被药渣吸附,造成浪费,可单味煎煮,服时再兑入汤内。如人参、鹿茸、羚羊角等。

(5)烊化(溶化):胶质、黏性较大而且容易溶解的药物,煎煮容易黏附于药渣及锅底,既浪费药材,又容易熬焦,入药宜单独加温溶化后,置于去渣药液中趁热搅拌或微煮,溶化后趁热服下。如阿胶、鸡血藤、龟板胶、鹿角胶、饴糖、蜂蜜等。

(6)冲服:某些芳香类药物,煎煮则有效成分会全部挥发散失,或某些较贵重的中药,或不宜煎煮的药物(如芒硝),或某些药物,为节省材料,应研末冲服。如麝香、冰片、苏合香、三七、西洋参、五味子、牛黄等。

(7)泡服:含有挥发油、用量又少的药物,可用刚煮沸的开水浸泡 30 分钟,或用煮好的一部分药液趁热浸泡,取汁服用。如藏红花、肉桂、番泻叶、胖大海等。

(8)煎汤代水:某些中药(如玉米须等),可先煎煮后留水去渣,再用此水煎煮其他中药。

8. 煎药的步骤

(1)核对医嘱,明确用药途径。

(2)打开药包,检查有无需要先煎、后下、包煎、另煎、烊化等特殊处理的中药,如有将其取出,按要求处理。

(3)将全部中药倒入药锅内(特殊药物除外),加入冷水,浸泡 30 分钟。如以果实、种子为主的药物,可浸泡 1 小时。冬天可适当延长浸泡时间。

(4)根据药物性质及功能调节煎药时间和火力。煎煮过程中,应有专人看守,防止药液溢出,注意不要频繁掀盖搅拌。

(5)煎好的药汁用过滤器去渣倒出后,再放入凉水煎煮第二煎,第一煎及第二煎药混合后装入药瓶中。

(6)将药液倒入药瓶或药杯内,加标签注明患者病区、床号、姓名、用法,注意保温。

(7)倒掉药渣,清洗用物,归还原处。

(二)中药服用方法常识

中药因其剂型或治疗目的的不同,其服用方法存在较大差异。因此,严格掌握中药的服用方法尤为重要。下面分别介绍中药汤剂和免煎中药的服用方法常识。

1. 中药汤剂 在服用中药汤剂时,应根据病情需要,严格按照医生或药师的指导用药,掌握服药的温度、服药的方法、服药的剂量、服药的时间和注意事项,从而安全有效、经济合理地用药。

(1)服药的温度:根据病情需要,中药汤剂可分为温服、冷服和热服。

①温服:一般来说汤剂均需要温服。特别是一些对胃肠道有刺激作用的药物,如瓜蒌仁、乳香等,温服能和胃益脾,减轻刺激,以达到治疗的目的。

②冷服:即将煎好的中药汤剂放凉后服用。一般来说,寒剂宜冷服,适用于热证。凡是解毒

药、止吐药、清热药均应该冷服。

③热服：将煎好的中药汤剂趁热服下。一般而言，热剂宜热服，适用于寒证。比如外感风寒时一定要热服，并且服后还须盖好衣被，或吃点儿热粥，以帮助出汗，这样才能更好地发挥药效。

（2）服药的剂量：根据病情需要，有的是分服（分次服用），有的是顿服（一次性服用），还有一些特殊情况等。

①分服：适用于慢性病、病情轻的，可慢慢调治的患者。一剂汤药可分2～3次口服，每次100～200ml。呕吐的患者要先少后多，分多次服下。小儿口服汤剂时，应将汤剂浓缩，从而减少服用量。以少量多次为好，不要急速灌服，以免咳呛。

②顿服：适用于急性病及病情较重的，应急速治疗的患者。一剂汤药可1次服下。这样药力大而猛，能充分发挥药效。

③危重病人应该少量多次服用；呕吐患者可以浓煎药汁，少量频服。在应用发汗、泻下、清热药时，若药力较强，要注意患者个体差异，一般见出汗、泻下、热降即可停药，适可而止，以免出汗、泻下、清热太过，损伤人体的正气。

在使用峻烈的药物以及有毒性的药物时，要从小剂量开始，逐渐加量，取效即止，切勿过量，以免发生中毒反应或伤及人体正气。

（3）服药的方法：汤剂一般是一天1剂，即将两次或三次煎煮的药液合并，分2～3次温服；但对急症重证，可一次性服用（顿服）以使药力集中，也可一天数次服用、或煎汤代茶多次服用，以使药力持续，甚至一天可连服两剂以加强疗效。

对于服汤药后出现恶心呕吐者，可在药液中加入少量姜汁，或用鲜生姜擦舌，或嚼少许陈皮，然后再服汤药，或采用冷服，小量而多次饮用的方法。对于昏迷病人，吞咽困难者，也可用鼻饲法给药。

（4）服药的时间：汤剂一般每天一剂，分早晚二次服用，用药时可根据病情增减次数。

至于饭前还是饭后服则主要决定于病变部位和性质。一般来讲，病在胸膈以上的（心、肺），如眩晕、头痛、目疾、咽痛等应在饭后服用；如病在胸腹以下，如胃、肝、肾等疾患，则要饭前服用；某些对胃肠有刺激性的药物要在饭后服用；滋补药要空腹服用；治疟疾的药要在疟疾发作前的两小时左右服用；安神催眠药应在睡前服用；急性病、呕吐、惊厥及咽喉病须煎汤代茶饮者，均可不定时服用。特殊方剂应遵医嘱。

（5）注意事项

①服用中药汤剂时应忌烟酒，忌食辛、辣、油、腻等食物。

②皮肤病及疮伤应忌食鱼虾腥食物和刺激性食物。

③若与西药联用，应与西药错开时间服用。

④小儿、孕妇或老年人应遵医嘱。

⑤煎好的中药汤剂应在2～8℃冰箱中保存。

2. 免煎中药　免煎中药根据其性状不同分为颗粒和粉末两种。服用方法有：

（1）常规服用方法

①将一天药量中的各味免煎中药包装袋全部撕开，倒入容器中。

②根据药量加温开水 200～300 ml(对于粉末状的免煎中药应先用凉开水调成糊状,然后再用开水冲),可根据药量多少,酌情增减加水量,搅拌使之充分混合,分早晚两次服用或遵医嘱。间隔服用时,可根据药液的温度加热后再服用。

(2)"免煎中药"配合汤剂一起服用:免煎中药中有些动物药和矿物药以及三七、琥珀、乳香、没药、人参、川贝等,为了增强吸收,提高药效等,临床上多以饮片煎煮后的汤药,配合以上几味"免煎中药"联合使用,即将免煎中药与汤剂按处方量趁热或加热混合,搅拌均匀后服用,从而起到取长补短,事半功倍的疗效。

(3)煎煮服用:免煎中药用温开水冲后有时会出现难溶或不能完全溶化的现象时,可放在小火上加热2～3分钟,可促使其完全溶化,从而提高其溶解性和吸收效果。

(4)有部分免煎贵重中药,是经超微粉碎入药的,不能溶解,可水冲摇匀后服用,也可以在微波炉中加热 20 秒,促进其溶解,待水温降至温热后服用。

(5)也有些免煎中药,因其味道欠佳,可用蜂蜜调后服用、或蜜调后制成微丸服用,以解决儿童服用困难的问题。

(6)根据病情需要还可将免煎中药装成胶囊,随身携带,长期服用;也可将其调制成膏服用。

(7)免煎中药还可加入适量的温开水,搅拌均匀后外用熏洗患处;也可加温水、香油或醋,搅拌均匀至膏状,将药膏均匀涂布到患处,并做适当包扎。

(8)注意事项

①一般事项见中药汤剂(5)注意事项①～④。

②免煎中药应放置在避光、阴凉干燥处保存。

③对胃肠有刺激作用的中药,最好在饭后半小时后服用。

④因为免煎中药的每味药工艺不同,冲服时,如有部分药物未能完全溶解,也应一并服用,以免影响药效。

⑤包装袋打开后应立即服用,如果放置时间长,免煎中药会受潮,沾在袋中不易倒出。

⑥免煎中药在冲服时有些品种会出现不溶解或部分不溶解,或溶解较慢。出现上述现象的原因有两个方面:一是免煎中药本身是由药材微粉化后制成,冲服时类似于散剂,有不溶解、沉淀现象。如川贝母、天麻、全蝎、蜈蚣、沉香、西洋参、三七等。二是有些籽仁、根类产品,冲服时出现混浊或有絮状物,尤其在药液放冷后比较明显。这是由于这类药物含有的一些物质在温度较高的药液里溶解,在温度较低的药液里凝聚所致。如车前子、菟丝子、法半夏等。在服用免煎中药时,还需特别注意难溶现象的出现,难溶现象主要由冲服方法不当引起,如水温低、搅拌不充分等。

二、实训任务

完成下列处方的煎煮:

处方一:香附(150 g)　紫苏(75 g)　陈皮(60 g)　甘草(60 g)　苍术(60 g)

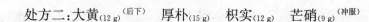

处方二：大黄(12 g)$^{(后下)}$　厚朴(15 g)　枳实(12 g)　芒硝(9 g)$^{(冲服)}$

处方三：青蒿(6 g)　鳖甲$^{(先煎)}_{(15 g)}$　生地(12 g)　知母(6 g)　丹皮(9 g)

处方四：熟地(30 g)　肉桂(3 g)$^{(泡服)}$　麻黄(2 g)$^{(后下)}$　鹿角胶(9 g)$^{(烊化)}$　白芥子(6 g)　炮姜炭(2 g)
生甘草(3 g)

处方五：附子(15 g)$^{(先煎)}$　干姜(6 g)　炙甘草(6 g)

三、实训用物

实训场地为模拟中药煎药室,处方和对应的药材若干,陶瓷砂锅,煎药机,药瓶(杯、袋)等。

四、实施要点

（一）收方审核

（二）浸泡

1. 从已调剂的待煎中药存放处领取,取药时必须查看药袋内是否附有处方审核表、随药凭证或发药单,并核对病人姓名、科别、剂数、服药日期及特殊煎法等,核对无误后进行后续操作,并开始填写煎药记录。

2. 将布袋包装的待煎药物置洁净的不锈钢桶内,用符合卫生标准的饮用水浸泡30分钟以上,加水量以淹过药袋为准,一般每剂药物约加400毫升的水,根据药质地而定,按中药剂数计算总水量。

3. 随药凭证或发药单应附在浸泡药物的容器上,不得混淆,避免差错事故。

（三）煎煮

1. 选择煎药机　根据煎药剂数选择适宜体积的煎药机,在常压状态煎煮药物两次,煎药温度一般不超过100 ℃。随药凭证或发药单应挂在煎药机上。

2. 确定煎药水量　先把浸泡中药的水倒进药煲内,再将已浸泡的中药放在过滤网内(严格防止中药掉进煲内,导致包装时阻塞),以浸过药面的2～5 cm为宜,如遇花草类中药或煎煮时间较长者应酌量加大水量。

3. 确定煎煮时间　应根据药剂的性能确定,一般药物煮沸后一煎再煎煮20～30分钟,二煎再煎煮10～20分钟(平煎);解表类、清热类、芳香类药物不宜久煎,煮沸后一煎再煎煮10～20分钟,二煎再煎煮5～10分钟(短煎);滋补药物先用武火煮沸后,改用文火慢煎一煎再煎煮40～60分钟,二煎再煎煮30～50分钟(久煎)。

4. 汤剂量　按处方审核栏下规定执行。一般儿童每剂煎至100～300 ml,成人每剂煎至400～600 ml,按每天使用次数等量分装。

5. 搅拌　在煎煮过程中搅拌2～3次。十功能煎药机可以自动完成搅拌操作。

6. 特殊煎法　凡注明有先煎后下、另煎、兑服、烊化等特殊要求的中药,应按医嘱进行,确保煎药质量。

（1）先煎药：应当煮沸10～15分钟,再与其他药同煎(已先行浸泡)。

（2）后下药：应当在第一煎药料即将煎至预定时间时，投入同煎 5～10 分钟（已先行浸泡）。

（3）溶化（烊化）药：应当在其他药物煎至预定量并去渣后，将其置于药液中微火煎煮，搅拌，溶解即可。

（4）另煎药：应当切成小薄片，煎煮约 2 小时，取汁。

（5）另炖药：应当切成薄片，放入有盖容器内加入冷水（一般为药量的 10 倍左右）隔水炖 2～3 小时，取汁。此类药物的原处方如系复方，则所煎（炖）得的药汁还应当与方中其他药料所煎得的药汁混匀后，再行分装。某些特殊药物可根据药性特点具体确定煎（炖）药时间（用水适量）。

（6）包煎药：应当装入包煎袋闭合后，再与其他药物同煎。包煎袋材质应符合药用要求（对人体无害）并有滤过功能。

（7）煎汤代水药：应当将该类药物先煎 15～25 分钟后，去渣、过滤、取汁，再与方中其他药料同煎。

（8）冲服药：不需煎煮，将冲服药调入适量煎好药汁或开水中冲服。

（9）兑服药：不需煎煮，兑入煎好的药液中同服。

（10）泡服药：不需煎煮，用开水适量或将煎好的药汁趁热浸泡（须加盖）10～15 分钟，待降至适当温度时滤出药汁。

（11）有其他特殊煎煮要求的药物，按处方要求操作。

（四）包装、入库

将两煎药液混合、浓缩至所需量后，按常规或遵医嘱在包装机上调节好每包剂量和包数，打开分装按钮，分包灌装，产出成品后检查成品质量，剔除渗漏包装，装入外包装袋（图 13－3），外包上贴标签并核对其与随药凭证或发药单是否一致，交给收发药处，由此处人员核对后填写入库记录，放置汤剂存放区。

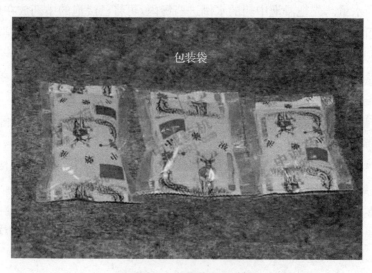

图 13－3　中药煎液包装袋

（五）清场

1. 处理药渣 将煎煮罐内的药渣袋取出，放置规定区域。

2. 清洗器具 清洗煎药机煎煮锅及一煎储药桶（按煎药机操作程序清洗项下规定操作），清洗包装机的储液桶及喷嘴煎药（按包装机机操作程序清洗项下规定操作），清洗输送药液管道（按煎药室清洁、消毒规程中煎药机、包装机链接输液管道清洗、消毒项下规定操作），等待下一次煎煮。浸药桶用水清洗至洁净，倒置沥干，等待下一次使用。

3. 清洗布袋 倒尽药渣后集中用水清洗，并查布袋是否破损，如有必要须及时缝合或更换。

（六）发药

住院患者的汤剂由服务中心护士领取并验收签字；门诊患者的汤剂领取时，要核对出示的收取药凭证领药联与汤剂一起放置的收取药凭证随药联的一致性，并收回取药凭证领药联放规定处。已发汤剂在出入库记录上登记。

（七）注意事项

1. 防止药物溢出。药料应充分煎透，做到无糊状块、无白心、无硬心。

2. 熟悉煎药机、包装机操作程序并按规定使用。使用前要确定煎药机进水管路是否通畅，防止干烧。

3. 注意安全，防止烫伤、触电。

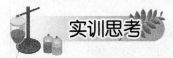

实训思考

1. 中药的煎煮有哪些特殊的方法？

2. 中药汤剂服用的注意事项有哪些？

3. 如何控制煎药的火候和煎药的时间？

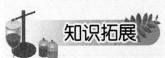

知识拓展

收方审核是中药煎煮前重要的一步，审核处方无误后才可煎煮。收方审核应做到：

1. 收方审核人员由中药专业人员担任。接收代煎中药处方后，门诊代煎中药填写收取药凭证，一式四份，留存联一份，取药联一份（交给患者），随药联两份（连同处方一并交给配方人员，配方人员留一份与处方一同放置，另一份连同处方打印件随药至汤剂存放处）；住院代煎中药，打印发药单一式两份，登记完毕交与配方人员，配方人员将要煎的中药调剂装入布袋，调剂完毕签字留存一份，另一份随药至汤剂存放处。

2. 由收方审核人填写汤液标签，标签内容为姓名、取药凭证号或病区、床号。

3. 由中药专业人员填写煎药处方审核表，内容包括姓名、取药凭证号或病区床号、煎法、特殊煎法等，随药交予煎药操作人员。

中药煎煮与服用指导评分标准

班级：　　　　姓名：　　　　学号：　　　　得分：

项　目	分　值(100)	操作实施要点	得　分
课前素质要求（5分）	5	按时上课,有实训预习报告	
操作前准备（5分）	5	穿衣戴帽,着装整洁;物品准备齐全、完好	
操作中（70分）收方审方	10	查看药袋内是否附有处方审核表、随药凭证或发药单,并核对病人姓名、科别、剂数、服药日期及特殊煎法等	
浸泡	10	确定浸泡药材种类、浸泡水量、浸泡时间	
煎煮	20	确定煎药水量,确定煎煮时间,汤剂量,进行特殊煎煮	
包装、入库	10	按常规或遵医嘱在包装机上调节好每包剂量和包数,打开分装按钮,分包灌装,产出成品后检查成品质量	
清场	10	处理药渣,清洗器具,清洗布袋	
发药	10	核对出示的收取药凭证领药联与汤剂一起放置的收取药凭证随药联的一致性,并收回取药凭证领药联放规定处。已发汤剂在出入库记录上登记	
操作后整理（5分）	5	清洁、整理实训室,摆放好物品	
评　价(15分)	15	态度认真,操作规范熟练	
总分			

监考老师：　　　　　　　　　　　考核时间：

（张　强）

项目十四 中药处方分析

任务1 解表药与清热药

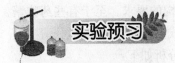
实验预习

1. 预习解表药和清热药的功效和主治。
2. 预习常用解表药和清热药的品种。

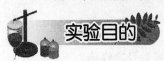
实验目的

1. 掌握常用解表药和清热药的功效和主治。
2. 掌握常用解表剂和清热剂的处方组成、功效和主治。
3. 能够对常用解表剂和清热剂处方进行正确的分析。

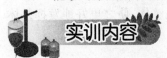
实训内容

一、实训相关知识介绍

（一）中药处方的组成

每一首方剂，固然要根据病情，在辨证论治的基础上选择合适的药物，妥善配伍而成。但在组织不同作用的药物时，还应符合严密的组方基本结构，即"君、臣、佐、使"的组方形式。这样才能做到主次分明，全面兼顾，扬长避短，提高疗效。

1. **君药** 是针对主病或主证起主要治疗作用的药物。其药力居方中之首，是不可缺少的药物。

2. **臣药** 一是辅助君药加强治疗主病或主证的药物。二是针对兼病或兼证起治疗作用的药物。其药力小于君药。

3. **佐药** 有三种意义，一是佐助药，协助君、臣药以加强治疗作用，或直接治疗次要症状。

二是佐制药,用以消除或减缓君、臣药的毒性和烈性。三是反佐药,即根据病情的需要,用与君药性味相反而又能在治疗中起相成作用的药物。佐药的药力小于臣药,当病人不拒药时就不必用反佐药。

4. 使药　有两种意义,一是引经药,即能引方中诸药以达病所的药物。二是调和药,即具有调和诸药作用的药物。

综上所述,一个方剂中药物的君、臣、佐、使主要是以药物在方中所起作用的主次地位为依据。除君药外,臣、佐、使药都具两种以上的意义。在遣药组方时并没有固定的模式,既不是每一种意义的臣、佐、使都必须具备,也不是每味药只任一职。每一方剂的具体药味多少,以及君、臣、佐、使是否齐备,全视具体病情及治疗要求的不同,以及所选药物的功能来决定。但是,任何方剂组成中,君药不可缺少。一般来说,君药的药味较少,而且不论何药在作为君药时其用量比作为臣、佐、使药应用时要大。这是一般情况下对组方基本结构的要求。至于有些药味繁多的大方,或多个基础方剂组合而成的"复方",分析时只需按其组成方药的功用归类,分清主次即可。为进一步说明君、臣、佐、使理论的具体运用,以麻黄汤为例分析如下:

麻黄汤出自《伤寒论》,主治外感风寒表实证,症见恶寒发热、头痛身疼、无汗而喘、舌苔薄白、脉象浮紧等。其病机为外感风寒,卫阳被遏,营阴郁滞,肺气不宣。治法为辛温发汗,宣肺平喘。其处方分析如下:

君药——麻黄:辛温,发汗解表以散风寒;宣发肺气以平喘逆。

臣药——桂枝:辛甘温,解肌发表,助麻黄发汗散寒;温通经脉,解头身之疼痛。

佐药——杏仁:苦平,降肺气助麻黄平喘。

使药——炙甘草:甘温,调和诸药。

通过对麻黄汤的分析,可知遣药组方时既要针对病机考虑配伍用药的合理性,又要按照组成的基本结构要求将方药组合成为一个主次分明、全面兼顾的有机整体,使之更好地发挥整体效果,这是需要充分运用中医药理论为指导,进行周密设计的。

(二)解表药

1. 概述　凡以发散表邪,解除表证为主要作用的药物称为解表药;解表药一般都具有发汗的功效,通过发汗而达到发散表邪,以解除表证的目的。部分药物兼有利尿退肿、止咳平喘、透疹和止痛等作用。

所谓表证,就是指病在浅表。多见于外感初期,肺部受邪,症状有恶寒、发热、头痛、无汗或有汗、鼻塞、咳嗽、苔薄白、脉浮等。相当于现代医学的上呼吸道感染及传染病初期的症状。表证是由外邪侵犯肌表所引起,可分表热证和表寒证两型。后者又有表实与表虚之别。发热、无汗、恶寒、脉浮紧等寒象较明显的为表实证、以麻黄汤主之;发热、自汗、恶风、脉浮缓等寒象较轻的为表虚证,以桂枝汤主之。表热证是指发热为主,既不恶寒,又不恶风,口渴、咽痛、舌质红、脉浮数等热象较明显的表证,以桑菊饮、银翘散主之。

2. 功效与主治

(1)共有主治功效:解表药多属辛散之品,皆具有发汗解表的功效,主要治疗外感表证。症见怕冷、发热、头痛、身痛、鼻塞、无汗、脉浮等。其中：

①发散风寒药：性味辛温，以发散风寒为主，适用于恶寒重，发热，无汗，头身疼痛，鼻塞流涕，苔薄白，脉浮紧的风寒表证。常用药物有麻黄、桂枝、荆芥、防风、细辛、紫苏、羌活、白芷、生姜等。

②发散风热药：性味辛凉，以发散风热为主，适用于发热重，微恶寒，头痛，咽喉肿痛，口渴，舌尖红，苔薄黄，脉浮数的风热表证。常用药物有薄荷、牛蒡子、桑叶、菊花、葛根、柴胡、升麻、蝉蜕等。

（2）主要兼有功效主治：本类药物以其祛风之功，还兼收止痒，通鼻窍之效，又常用于风邪郁闭肌表之皮肤瘙痒，风邪郁阻肺窍之鼻塞不通。部分解表药物还有宣表透疹、止咳平喘、止痛、利水消肿等功效，也可用于风寒湿证。

3. 常用药物分类与功效

（1）发散风寒药

麻黄（图 14-1-1）：发汗解表，宣肺平喘，利水消肿。

桂枝：发汗解肌，温通经脉，助阳化气。

生姜：解表散寒，温中止呕，温肺止咳。

香薷：化湿和中，利水消肿。

紫苏：解表散寒，行气宽中，安胎。

荆芥：祛风解表，透疹消疮，止血。

防风：祛风解表，胜湿止痛，止痉。

羌活：解表散寒，祛风胜湿，止痛。

白芷：解表散寒，祛风止痛，通鼻窍，燥湿止带，消肿排脓。

细辛（图 14-1-2）：解表散寒，祛风止痛，通鼻窍，温肺化饮。

苍耳子：发散风寒，通鼻窍，祛风湿，止痛

（2）发散风热药

薄荷：疏散风热，清利头目，利咽透疹，疏肝行气。

牛蒡子：疏散风热，宣肺祛痰，利咽透疹，解毒消肿，滑肠通便。

桑叶：疏散风热，清肺润燥，平抑肝阳，清肝明目。

菊花：疏散风热，平抑肝阳，清肝明目，清热解毒。

柴胡：解表退热，疏肝解郁，升举阳气。

升麻：解表透疹，清热解毒，升举阳气。

葛根：解肌退热，透疹，生津止渴，升阳止泻。

淡豆豉：解表，除烦，宣发郁热。

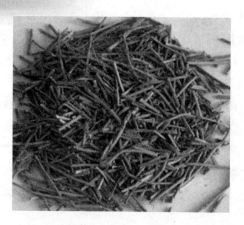

图14-1-1 麻黄

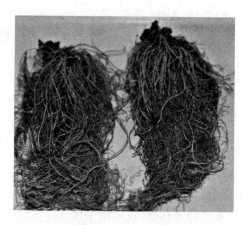

图14-1-2 细辛

4. 常用方剂与解析

（1）辛温解表剂

①桂枝汤

组成：桂枝9g 芍药（白芍）9g 甘草6g 生姜9g 大枣3枚

功效：解肌发表，调和营卫。

主治：外感风寒表虚证。头痛发热，汗出恶风，鼻鸣干呕，苔白不渴，脉浮缓或浮弱者。

方解：方中桂枝发汗解肌，温经通络，助阳化气为君药，助卫阳，通经络，解肌发表而祛在表之邪。用芍药养血调经，平肝止痛，敛阴止汗为臣药，是由于芍药有宜阴敛营，敛固外泄之营阴的作用。桂芍等量合用，一治卫强，一治营弱，使表邪得解，营卫调和。生姜发汗解表，温中止呕，温肺止咳辛温，既助桂枝辛散表邪，又可以和胃止呕。大枣补中益气，养血安神，缓和药性甘平，可以补中益气滋脾生津（颇有滋养营阴之意）。姜枣相配，是为补脾和胃，调和营卫的常用组合，是本方中除了桂枝、芍药以外的第二对调和营卫的药对。炙甘草益气补中，清热解毒，祛痰止咳，缓急止痛，调和药性合桂枝辛甘化阳以实卫，合芍药酸甘化阴以和营。

②九味羌活汤

组成：羌活 防风 苍术各9g 细辛2g 川芎 白芷 生地黄 黄芩 甘草各3g

功效：发汗祛湿，兼清里热。

主治：外感风寒湿邪，兼有里热证者。恶寒发热，肌表无汗，头痛项强，肢体酸楚疼痛，口苦微渴，舌苔白或微黄，脉浮。

方解：方中羌活辛苦温，入太阳经，散表寒，祛风湿，利关节，止痹痛，为治风寒湿邪在表之要药。防风长于祛风除湿，散寒止痛，为风药中之润剂；苍术辛苦温燥，可以发汗除湿；防风、苍术两药相合，协助羌活散寒除湿止痛，为臣药。细辛性甚走窜，又有搜剔筋骨之力，与白芷、川芎活血行气，祛风止痛合用以散寒祛风，宣痹以止头身之疼痛。生地、黄芩清泄里热，其中生地养阴生津凉血，二者合用防止诸药辛温燥烈之性，为佐药。甘草调和诸药而为使药。

（2）辛凉解表剂

①银翘散

组成：连翘 15 g　银花 15 g　苦桔梗 6 g　薄荷 6 g　竹叶 4 g　生甘草 5 g　荆芥穗 4 g　淡豆豉 5 g　牛蒡子 6 g，鲜苇根汤煎。

功效：辛凉透表，清热解毒。

主治：温病初起。发热无汗，或有汗不畅，微恶风寒，头痛口渴，咳嗽咽痛，舌尖红，苔薄白或微黄，脉浮数。

方解：重用连翘、银花为君药，既有辛凉解表，清热解毒的作用，又具有芳香避秽的功效。薄荷、牛蒡子可以疏散风热，清利头目，且可解毒利咽；荆芥穗、淡豆豉有发散解表之功若无汗者，可以加大用量，助君药发散表邪，透热外出，此二者虽为辛温之品，但辛而不烈，温而不燥，反佐用之，可增辛散透表之力，为臣药。竹叶清热除烦清上焦之热，且可生津，芦根功在清热生津，桔梗可宣肺止咳，三者同为佐药。甘草调和诸药，为使药。

②桑菊饮

组成：桑叶 7.5 g　菊花 3 g　杏仁 6 g　连翘 5 g　薄荷 2.5 g　桔梗 6 g　生甘草 2.5 g　芦根 6 g

功效：疏风清热，宣肺止咳。

主治：风温初起。但咳，身热不甚，口微渴，脉浮数。

方解：本方用治外感风热证。治之宜疏风清热，宣肺止咳。君药桑叶味甘苦性凉，疏散上焦风热，且善走肺络，能清宣肺热而止咳嗽。肺热重则用霜桑叶、菊花疏散风热，清利头目；杏仁、桔梗宣肺利气止咳，一升一降，三者共为臣药。连翘清热解毒，薄荷疏散风热，芦根清热生津而止渴，三者共为佐药。调和诸药为使药。

（三）清热药

1. 概述　凡以清解里热为主要作用的药物，称为清热药。清热药的药性都属寒凉，按"热者寒之"的治病法则，本类药物主要用于各种热证。所谓热证是一个很广泛的概念，它不仅指体温升高的发热，而且也泛指体温虽正常或接近正常，患者常具有某些热证症状，如口干、咽燥、面红、目赤、大便干结、小便短赤、五心烦热、舌红苔黄、脉数等，都属于热证的范畴。

热证根据其发病的部位、性质和病情的轻重可分为表热证和里热证两型。表热证的特点是虽有发热，但时有恶寒。有表证者当用解表药治之。里热证则不同，它是由于外邪内传入里化热，或因内郁化热所致的一类症候群，临床主要表现为发热，不恶寒反恶热，口渴，心烦口苦，呼吸迫促，小便短赤，大便干结或兼有便秘，腹胀，苔黄脉洪，甚至神昏谵语，发狂等。里热证根据其性质的不同可分为实热和虚热两类，实热又可进一步分气分热、血分热、湿热和热毒疮疡等各种类型。

2. 分类

（1）清热泻火药：本类药物因有"寒凉折火"的性能，故主要用于清气分实热。常用药物有石膏、知母、栀子等，白虎汤为其代表方。

(2)清热凉血药:主要用于清解血分实热。本类药物可通过其清热作用而达到凉血的目的。常用药物有犀角、生地黄、玄参等,犀角地黄汤为其代表方。

(3)清热燥湿药:本类药物既能清热又能燥湿,部分药物还兼有解毒的作用,故主要来治疗湿热证,常用药物有黄芩、黄连、黄柏等,治肠胃湿热以香连丸为代表,治湿热黄疸以栀子柏皮汤为代表。

(4)清热解毒药:本类药物具清热又兼有解毒作用,故主要用来治疗各种热毒证,常用药物有银花、连翘、大青叶、板蓝根、蒲公英等,五味消毒饮是其代表方之一。

(5)清虚热药:所谓虚热,从理论上讲是指阴、阳、气、血不足所引起的发热,但通常专指热邪伤阴所致的热证。常用药物有地骨皮、银柴胡等。青蒿鳖甲汤是其代表方之一。

(6)清热明目药:凡能清肝热或散风热,以治疗肝热和风热目疾为主的药物,称为清热明目药,常用于肝热上扰所致的目疾。代表药物有决明子、青葙子、谷精草等,常用方剂有青葙汤、谷精龙胆散等。

3.常用药物及功效

石膏:清热泻火,除烦止渴,收敛生肌。

知母:清热泻火,滋阴润燥。

天花粉:清热生津,消肿排脓。

淡竹叶:清热除烦,利尿。

栀子:泻火除烦,清热利湿,凉血解毒。

决明子:清肝明目,润肠通便。

黄芩:清热燥湿,泻火解毒,止血,安胎。

黄连:清热燥湿,泻火解毒。

黄柏(图14-1-3):清热燥湿,泻火除蒸,解毒疗疮。

龙胆:清热燥湿,泻肝火。

苦参:清热燥湿,杀虫,利尿。

金银花:清热解毒,疏散风热。

连翘:清热解毒,消痈散结,疏散风热。

板蓝根:清热解毒,凉血利咽。

秦皮:清热解毒,燥湿止痢,清肝明目。

生地黄:清热凉血,养阴生津。

牡丹皮(图14-1-4):清热凉血,活血散瘀。

玄参:清热凉血,滋阴解毒。

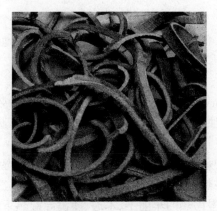

图 14-1-3 黄柏

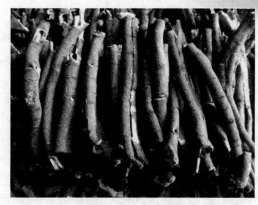

图 14-1-4 牡丹皮

4. 常用清热剂及处方分析

（1）白虎汤

组成：石膏 50 g　知母 18 g　甘草 6 g　粳米 9 g

功效：清热生津。

主治：阳明气分热盛证。壮热面赤，烦渴引饮，汗出恶热，脉洪大有力。

方解：方中君药石膏甘寒，能清热以治阳明气分内盛之热，并能止渴除烦。知母为臣，为苦而性寒质润，寒助石膏清热，润助石膏生津。二者相须为用，加强清热生津之功，石膏、知母为常用的治疗阳明经热证的药物。佐以粳米、炙甘草和中益胃，并可防止君臣药之大寒伤中之弊。炙甘草又可调和诸药。

（2）清营汤

组成：水牛角 30 g　生地 15 g　玄参 9 g　竹叶心 3 g　麦冬 9 g　丹参 6 g　银花 9 g　连翘 6 g

功效：清营解毒，透热养阴。

主治：热入营分证。身热夜甚，神烦少寐，时有谵语，目常喜开或喜闭，口渴或不渴，斑疹隐隐，脉数，舌绛而干。

方解：方中以水牛角清热凉血，寒而不遏，且能散瘀，为君药。生地专于凉血滋阴，麦冬清热养阴生津，玄参长于滋阴降火解毒，三药共助君药清营凉血解毒，为臣。佐以银花、连翘清热解毒，清宣透邪，使营分之邪透出气分而解，"入营犹可透热转气"。竹叶用心，专清心热；黄连苦寒，清心泻火；丹参清心，而又能凉血活血，不仅助君药宜清热凉血，而且可防热与血结。

（3）黄连解毒汤

组成：黄连 9 g　黄芩　黄柏各 6 g　栀子 9 g

功效：泻火解毒。

主治：三焦火毒热盛证。大热烦躁，口燥咽干，错语不眠；或热病吐血，衄血；或热甚发斑，身热下利，湿热黄疸；外科痈疡疔毒，小便黄赤，舌红苔黄，脉数有力。

方解：方中以大苦大寒之黄连清泻心火为君，因心主神明，火主于心，泻火必先泻心，心火宁则诸经之火自降，且兼泻中焦之火。臣以黄芩清上焦之火。佐以黄柏泻下焦之火。使以栀子通泻三焦，导热下行，使火热从下（小便）而去。四药合用，苦寒直折，火邪去而热毒解，诸证可愈。

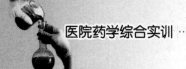

（4）龙胆泻肝汤

组成：龙胆草6g　黄芩9g　栀子9g　柴胡6g　泽泻9g　木通6g　当归3g　生地6g　生甘草6g　车前子6g

功效：清肝胆实火，泻下焦湿热。

主治：肝胆实火上炎证。症见头痛（裂痛）目赤胁痛，口苦，耳聋，耳肿等，舌红苔黄，脉弦数有力；肝胆湿热下注证。症见阴肿，阴痒，阴汗，小便淋浊，或妇女带下黄臭等，舌红苔黄腻，脉弦数有力。

方解：本证由于肝胆经实火上炎，或湿热循经下注所致。治之宜清肝胆实火，泻下焦湿热。方中以龙胆草大苦大寒，能上清肝胆实火，下泻肝胆湿热，为君。黄芩、栀子苦寒，归肝胆三焦经，泻火解毒，燥湿清热，为臣。湿热壅滞下焦，故用渗湿泻热的车前子、木通、泽泻导湿热下行，从水道而去，使邪有出路，则湿热无留，为佐。肝为藏血之脏，肝经实火，易伤阴血，所用的药物又有苦燥渗利伤阴之品，故用生地养阴，当归补血，使祛邪而不伤正；肝体阴而用阳，性喜疏泄条达而恶抑郁，火邪内郁，肝气不舒，用大剂苦寒降泻之品，又可能使肝胆之气被抑，故又用柴胡疏畅肝胆，并能引诸药归于肝胆经，为佐。甘草为使，一可缓苦寒之品防其伤胃，二可调和诸药。

二、实训任务

1. 先组建学习小组　每班分出若干个小组，每小组由4～6人组成，并推选一名组长。

2. 各小组组长现场抽取1张处方　每个学生承担病例分析的某一部分工作，在课堂讨论前自学病例，准备病例资料；课堂讨论时，组长搜集大家的意见，阐述制订的治疗方案并进行评价，其他学生提出对病例及治疗方案的疑问，由该组成员答疑。

病例1：赵某，女性，26岁。新产满月，返乡途中感受风寒，咳嗽不休。虽经多方医治，均未中病，迁延已逾月余。倦怠神疲，日渐消瘦，面色萎黄，略显浮肿，形态畏冷，舌质淡红，苔白滑。询知恶寒，无汗，夜间鼻塞，咳喘气短，痰涎清稀，且泛白沫。胃纳不馨，时呕吐清水，二便正常，脉象沉细。观其脉症，知为风寒束肺，支饮停结。治宜辛温发散，宣肺化饮，拟用小青龙汤治疗。

组成：麻黄去节9g　芍药9g　细辛6g　干姜6g　甘草炙6g　桂枝去皮9g　半夏9g　五味子6g

请问小青龙汤的功效是什么？并结合本病例，对处方进行正确的分析。

病例2：陈某，女，45岁，素有慢性肝炎、胆囊炎，常在门诊治疗。今感冒四日，发热（38.5℃），头项强痛，牵及背脊，转侧不灵，自汗出，微恶寒，胃纳一般，二便清调。口不渴，舌淡红润少苔，脉象浮滑。观其脉症，此为太阳病中风，营卫不和也。治当调和营卫，发汗解肌。拟用桂枝汤治疗。

组成：桂枝9g　芍药（白芍）9g　甘草6g　生姜9g　大枣3枚

请问桂枝汤功效是什么？并结合本病例，对处方进行正确的处方分析。

病例3：李某，28岁。妊娠七月，患风温，发热，咳嗽，鼻衄。经治疗，热退血止，而咳嗽一直不休。痰黏不爽，咳则牵引胸、胁、腹疼痛，且尿随咳而遗。食欲可，大便干，口干口苦，思饮欲冷。观其舌红苔黄，切得脉象滑数。治宜滋阴清热，宣肺缓肝。拟麻杏甘石汤治疗。

组成：麻黄9g　杏仁9g　甘草6g　石膏18g

请问麻杏甘石汤的功效是什么？并结合本病例，对处方进行正确的处方分析。

病例4:黄某,女性,26岁,左乳房红肿疼痛3天就诊,西医诊为急性乳腺炎,继续治疗月余,疗效甚微,特来就诊。患者体质尚可,身无寒热,左乳房肿大,为右乳房之3倍,乳房的80%紫红色如茄,触之硬,不热,挤之乳汁尚出,不甚痛。舌暗红,苔微黄,脉沉稍滑。此乃乳痈,为热毒未消,气血凝滞。当清热解毒,活血散结,疏气通络,为治用仙方活命饮。

组成:白芷　贝母　防风　赤芍　当归尾　甘草　皂角刺　穿山甲　天花粉　乳香　没药各6g　金银花25g　陈皮9g

仙方活命饮的处方功效是什么?并结合本病例,对处方进行正确的分析。

病例5:张某某,男性,71岁,因高血压心脏病,服进口扩张血管药过量,至午后低热不退,体温徘徊在37.5～38℃之间,口中干渴,频频饮水不解,短气乏力,气逆欲吐,汗出。不思饮食,头之前额与两侧疼痛。舌红绛少苔,脉来细数。辨证属于阳明气阴两虚,虚热上扰之证。治当补气阴,清虚热,方用竹叶石膏汤。

组成:竹叶6g　石膏50g　半夏9g　麦冬20g　人参6g　甘草6g　粳米10g

请问竹叶石膏汤的功效是什么?并结合本病例,对处方进行正确的处方分析。

三、实训用物

实训场地为模拟中药房,各种中药及处方若干。

四、实施要点

1. 熟悉各种中药的类别、功效,了解中药处方的构成原则。
2. 熟悉各类解表剂和清热剂的处方组成、功效主治和处方分析。

实训思考

1. 常用的解表药和清热药有哪些?各有哪些功效?
2. 常用的解表剂和清热剂有哪些?方中哪些药物为君药、臣药、佐药、使药?
3. 中药配伍的基本原则?

知识拓展

方剂常用治法:汗和下消吐清温补。

汗法:通过开泄腠理,促进发汗,使外感六淫之邪由肌表随汗而解的一种治法。汗法不仅能发汗,尚能祛邪于外,透邪于表,畅通其血,调和营卫。"其在皮者,汗而发之","因其轻而扬之"。

和法:通过和解或调和作用,以达到消除病邪的治法。伤寒邪气在表者,必渍形以为汗;邪气在里者,必荡涤以为利。其于不外不内,半表半里,既非发汗之所宜,又非吐下之所对,是当和解则可矣。

下法:通过荡涤肠胃,泻下大便或积水,使停留于肠胃的宿食、燥屎、痰结等从下而出的治法。"其下者,引而竭之"。

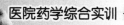

消法:通过消导和散结的作用,对气血痰食水虫等所成的有形之邪,使之渐消缓散的一种治法。"坚者削之","结者散之"。

吐法:通过引起呕吐,使停留于咽喉、胸膈、胃脘等部位的痰涎、宿食或毒物从口排出的治法。"其高者,因而越之"。

清法:通过清解热邪的作用,以治疗里热证的方法。里热证有热在气分、营分、血分等。"热者寒之","治热以寒"。

温法:通过温阳、祛寒或回阳等作用,使寒祛阳复,用治里寒证的治法。"寒者热之","治寒以热"。

补法:针对人体气血阴阳,或某一脏腑之虚损,给以补养的治法。"虚则补之","形不足者,温之以气;精不足者,补之以味"。

 解表药与清热药处方分析评分标准

班级:　　　　姓名:　　　　学号:　　　　得分:

项　目	分　值(100)	操作实施要点	得　分
课前素质要求(5分)	5	按时上课,有实训预习报告	
操作前准备(5分)	5	穿衣带帽,着装整洁;物品准备齐全、完好	
操作中(70分)	5	诊断病例中患者的主要病症	
	10	正确书写治疗方剂的处方组成	
	10	辨别处方中各味中药的类别及功效	
	15	简述处方基本功效	
	15	区分处方中的君药、臣药、佐药、使药	
	10	指出核心药物的配伍意义	
	5	充分利用工具书	
操作后整理(5分)	5	清洁、整理台面	
评　价(15分)	15	态度认真,操作规范熟练	
总　分			

(注:"操作过程"为左侧纵向合并项)

监考老师:　　　　　　　　　　考核时间:

(张小勇)

任务 2　补益药与理气药

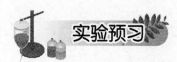

实验预习

1. 预习补益药和理气药的功效和主治。
2. 预习常用补益药和理气药的品种。

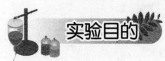

实验目的

1. 掌握常用补益药和理气药的功效和主治。
2. 掌握方剂的组成及补益药和理气药配伍原则。
3. 能够对各类补益剂和理气剂处方进行正确的分析。

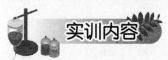

实训内容

一、实训相关知识介绍

(一)补益药

1. 概述　凡能补益正气,增强体质,以提高抗病能力,治疗虚证为主的药物,称为补虚药。本类中药具有补益人体气、血、阴、阳的作用。主要用于气虚、血虚、阴虚、阳虚等虚证。

2. 分类

(1) 补气药:本类药物性味多甘温或甘平,能补益脏腑之气。主要适用于脾气虚引起的神疲乏力,食欲不振,脘腹虚胀,大便溏薄,浮肿,脱肛和肺气虚引起的少气懒言,语音低微,喘促,易出虚汗等症。临床上常用的补气药有人参、西洋参、太子参、党参、黄芪、山药、白术、五味子等。

(2) 补阳药:本类药物性味多甘温或咸温或辛热,能温补人体之阳气。主要适用于肾阳不足的怯寒肢冷,腰膝酸软,阳痿早泄,宫冷不孕,尿频遗尿等证。常用的补阳药有鹿茸、鹿角胶、狗鞭、海马、蛤蚧、紫河车、锁阳、淫羊藿、杜仲、续断、补骨脂、肉苁蓉。

(3) 补血药:本类药物性味多甘温或甘平,质地滋润,能补肝养心或益脾。主要适用于心肝血虚所致的面色萎黄,唇爪苍白,眩晕耳鸣,失眠健忘等证。常用的补血药有当归、熟地、何首乌、阿胶、白芍、枸杞子等。

（4）补阴药：本类药物药性多甘寒质润，能补阴、滋液、润燥，而以治疗阴虚液亏之证。阴虚证多见热病后期及若干慢性疾病。常用的补阴药有北沙参、玉竹、百合、麦冬、天冬、冬虫夏草、女贞子、柏子仁、黄精、石斛、龟板等。

3. 常用药物及功效

人参：大补元气，补脾益肺，生津止渴，安神益智。

党参：补中益气，生津，养血。

黄芪（图14-2-1）：补气升阳，益卫固表，利水消肿，托疮生肌。

白术：补气健脾，燥湿利水，固表止汗，安胎。

山药：益气养阴，补脾肺肾，固精止遗。

甘草：益气补中，清热解毒，祛痰止咳，缓急止痛，调和药性。

大枣：补中益气，养血安神，缓和药性。

肉苁蓉：补肾阳，益精血，润肠通便。

杜仲：补肝肾，强筋骨，安胎。

菟丝子：补肾固精，养肝明目，止泻，安胎。

当归：补血，活血，调经，止痛，润肠。

熟地黄：补血滋阴，益精填髓。

白芍（图14-2-2）：养血调经，平肝止痛，敛阴止汗。

阿胶：补血，止血，滋阴润燥。

龙眼肉：补益心脾，养血安神。

麦冬：养阴润肺，益胃生津，清心除烦。

枸杞子：补肝肾，明目，润肺。

龟甲：滋阴潜阳，益肾健骨，固经止血，养血补心。

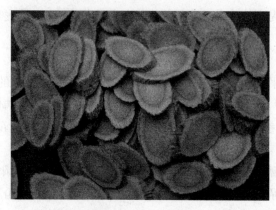

图14-2-1　黄芪

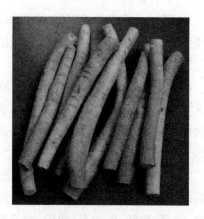

图14-2-2　白芍

4.常用方剂

(1)补中益气汤

组成:黄芪18 g 炙甘草9 g 人参6 g 当归3 g 橘皮6 g 升麻6 g 柴胡6 g 白术9 g

功效:补中益气,升阳举陷。

主治:脾胃气虚证、气虚下陷证、气虚发热证。如食少便溏,体倦肢软,少气懒言,面色㿠白,脉大而虚软,脱肛,子宫脱垂,久泻,久痢,崩漏等,气短乏力,舌淡脉虚者,身热,自汗,渴喜热饮,气短乏力,舌淡,脉虚大无力。

方解:本方证因于饮食劳倦伤脾,致脾胃元气虚衰,清阳下陷,脾湿下流,郁遏阳气而起。方中重用黄芪,味甘微温,入脾肺经,补中益气,升阳固表止汗,为君。配伍人参、炙甘草、白术补气健脾为臣,与黄芪合用,以增强其补中益气之功。用当归养血和营是恐气虚时久,以致营血亏虚,以协助人参、黄芪以补气养血。陈皮理气和胃,化痰湿而醒脾气,使诸药补而不滞,共为佐药。并以少量升麻、柴胡升阳举陷,协助君药以升提下陷之中气,为佐使。炙甘草调和诸药。全方配伍大意有二:一是补气健脾以治气虚之本;一是升阳举陷,以求清升浊降,于是脾胃和调,水谷精微生化有源,脾胃气虚诸证即可自愈。

(2)四物汤

组成:熟地12 g 当归9 g 白芍9 g 川芎6 g

功效:补血和血。

主治:营血虚滞证。心悸失眠,头晕目眩,面色无华,妇人月经不调,量少或经闭不行,脐腹作痛,舌淡,脉细弦或细涩。

方解:本方所使用之药物可以分为两组,一是以补为主以治血虚,为地黄、芍药;一是以通为主以治血滞,为当归、川芎。而地黄可分为生、熟,芍药有赤、白,当归有身、尾。故可以依证之不同,用不同药物,以取良效。本方以熟地滋阴养血为君;当归补血养肝,和血调经,为臣;白芍养血柔肝和营,川芎为血中之气药,活血行气,调畅气血为佐。四味相合,则补血而不滞血,和血而不伤血,此为本方的配伍特点。

(3)左归丸

组成:熟地24 g 山药12 g 枸杞子12 g 山茱萸12 g 怀牛膝9 g 菟丝子12 g 鹿角胶12 g 龟板胶12 g

功效:滋阴补肾,填精益髓。

主治:真阴不足证。头目眩晕,腰酸腿软,遗精滑泄,自汗盗汗,口燥舌干,舌红少苔,脉细。

方解:方中重用熟地滋肾益精为君。山茱萸养肝滋肾,涩精敛汗;山药补脾益阴,滋肾固精;枸杞子补肾益精,养肝明目;鹿龟二胶,为血肉有情之品,峻补精髓,其中龟板胶偏于补阴,鹿角胶偏于补阳,在补阴之中配伍补阳药,意在"阳中求阴",为臣。菟丝子、牛膝益肝肾,强腰膝,健筋骨,为佐。

(4)右归丸

组成:熟地24 g 山药12 g 山茱萸9 g 枸杞子9 g 菟丝子12 g 鹿角胶12 g 杜仲

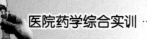

12 g　肉桂 6 g　当归 9 g　制附子 6 g

功用:温补肾阳,填精益髓。

主治:肾阳不足,命门火衰证。年老或久病气衰神疲,畏寒肢冷,腰膝软弱,阳痿遗精,或阳衰无子,或饮食减少,大便不实,或小便自遗,舌淡苔白,脉沉而迟。

方解:本方系金匮肾气丸减去"三泻"(泽泻、丹皮、茯苓),加鹿角胶、菟丝子、杜仲、枸杞子、当归而成。方中附子、肉桂、鹿角胶配补肾中之元阳,温里祛寒,共为君药;熟地、山茱萸、枸杞子、山药滋阴益肾,养肝补脾,填精补髓,意在"阴中求阳",为臣;佐以菟丝子、杜仲补肝肾,强腰膝;当归补血和血。诸药合用,功专温补。

(二)理气药

1. 概述　凡以疏畅气机,治疗气滞或气逆证为主要作用的药物,称为理气药。本类药味多辛苦,气多芳香,性多偏温,主归脾、胃、肝、肺经,善于行散或泄降,能理气调中、疏肝解郁、理气宽胸、行气止痛、破气散结,兼能消积、燥湿。本类药主要适用于脾胃气滞之脘腹胀痛、嗳气吞酸、恶心呕吐、腹泻或便秘,肝气郁滞之胁肋胀痛、抑郁不乐、疝气疼痛、乳房胀痛、月经不调,肺气壅滞之胸闷胸痛、咳嗽气喘等证。兼治食积脘胀、湿滞中焦等。

2. 分类　根据理气药的归经部位及治疗作用的不同,可分为理脾和胃药、疏肝解郁药、疏肝和胃药和通宣理肺药四类。根据理气药作用强弱的不同,又可分为行气药(含调气、匀气、疏气、顺气药)、降气药、破气药三类。

(1)理脾和胃药:主要用于饮食不节,或思虑过度,劳伤心脾,致使脾胃气滞,升降失常,气机紊乱而出现脘腹痞满胀痛,嗳气吞酸,恶心呕吐,不思饮食,大便秘结,或泻痢不爽、里急后重等脾胃气滞的病证。常用的理脾和胃药有橘皮、枳实、枳壳、木香、乌药、沉香、降香、檀香、甘松、刀豆、柿蒂、厚朴、大腹皮、路路通、天仙藤、紫苏梗等。

(2)疏肝解郁药:主要用于情志失调,或寒暖不适,或瘀血阻滞,致使肝失疏泄,气机郁滞,出现两肋胀痛,烦躁易怒,疝气腹痛,睾丸坠胀,经闭痛经,乳房胀痛或增生结块等病证。常用的疏肝解郁药有香附、青皮、橘核、川楝子、天仙藤、路路通等。

(3)疏肝和胃药:主要用于情志不遂,肝气横逆,胃失和降,肝胃气滞,胸胁胃脘攻冲作痛,恶心呕吐,嘈杂吞酸,不思饮食,苔黄脉弦等证。常用的疏肝和胃药有佛手、香橼、青木香、木通、玫瑰花、绿萼梅花等。

(4)通宣理肺药:主行肺气郁滞,有宣降肺气、宽利胸膈及化痰止咳等作用。主要用于外邪犯肺,或痰湿阻肺,肺失宣降,胸闷喘咳,及痰滞寒凝气阻,胸中阳气不得宣通所致的胸闷作痛,喘息咳唾的胸痹证。常用的通宣理肺药有橘皮、化橘红、佛手、香橼及薤白、枳实等。

3. 常用药物及功效

陈皮(图 14-2-3):理气健脾,燥湿化痰。

橘红:散寒、燥湿、利气、化痰。

枳实:破气消积,化痰除痞。

木香:行气,调中,止痛。

香附：疏肝理气，调经止痛。

乌药（图14-2-4）：行气止痛，温肾散寒。

薤白：通阳散结，行气导滞。

沉香：行气止痛，降逆止呕，温肾纳气。

佛手：疏肝解郁，理气和中，燥湿化痰。

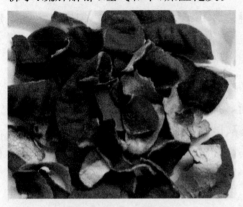

图14-2-3　陈皮

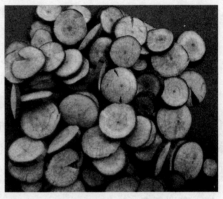

图14-2-4　乌药

4. 常用方剂

（1）瓜蒌薤白白酒汤

组成：瓜蒌实24 g　薤白12 g　白酒适量

功效：通阳散结，行气祛痰。

主治：胸痹。胸中闷痛，甚至胸痛彻背，喘息咳唾，短气，舌苔白腻，脉沉弦或紧。

方解：方中以瓜蒌实理气宽胸，涤痰散结为君；薤白温通滑利，通阳散结，行气止痛为臣；一祛痰结，一通胸阳，相辅相成，为治胸痹之要药；佐以辛散温通之白酒，行气活血，增强薤白行气通阳之功。

（2）厚朴温中汤

组成：厚朴　陈皮各9 g　炙甘草　茯苓　草豆蔻仁　木香各5 g　干姜2 g，水煎服，加生姜三片。

功效：行气温中，燥湿除满。

方解：方中厚朴辛苦温燥，辛散行气以消胀，苦温燥湿以除满，为君。草豆蔻辛温芳香，温中散寒，燥湿健脾，为臣。陈皮、木香行气宽中以消胀除满；干、生姜助草豆蔻温胃暖脾以散寒止痛；茯苓、甘草渗湿健脾而和中，均为佐使之用。

（3）天台乌药散

组成：天台乌药12 g　木香6 g　小茴香6 g　青皮6 g　高良姜9 g　槟榔9 g　川楝子12 g　巴豆12 g

功效：行气疏肝，散寒止痛。

主治：小肠疝气。少腹引控睾丸而痛，偏坠肿胀，或少腹疼痛，苔白，脉弦。

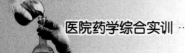

方解:方中乌药辛温,行气疏肝,散寒止痛,为君;青皮疏肝理气,木香行气止痛,小茴香暖肝散寒,良姜散寒止痛,共为臣;用槟榔下气导滞,直达下焦而破坚;取苦寒之川楝子与辛热之巴豆同炒,去巴豆而用川楝子,是为增强川楝子行气散结之功,又可制其苦寒之性,"去性存用"者也,共为佐使。

(4)橘核丸

组成:橘核 海藻 昆布 海带 川楝子 桃仁各9g 木通 厚朴 枳实 木香 延胡索 桂心各6g

功效:行气止痛,软坚散结。

主治:㿉疝。睾丸肿胀偏坠,或坚硬如石,或痛引脐腹。

方解:方中橘核苦辛性平,入肝行气,散结止痛,为治疝气之要药,为君。川楝子入厥阴气分行气而止痛;桃仁入厥阴血分活血散结以消肿;海藻、昆布、海带软坚散结而消肿胀,共为臣。延胡索活血散瘀;木香行气散结;厚朴下气除湿;枳实行气破坚;肉桂温肝肾而散寒凝;木通通利血脉而除湿,均为佐使。

二、实训任务

1. 先组建学习小组 每班分出若干个小组,每小组由4~6人组成,并推选一名组长。

2. 各小组组长现场抽取1张处方 每个学生承担病例分析的某一部分工作,在课堂讨论前自学病例,准备病例资料;课堂讨论时,组长搜集大家的意见,阐述制订的治疗方案并进行评价,其他学生提出对病例及治疗方案的疑问,由该组成员答疑。

病例1:患者,男性,33岁。每于春末秋初发作鼻塞、鼻痒、喷嚏、流清涕,持续2个月余,需每日服用西药缓解。患者平素易患感冒,晨起受冷风即出现鼻塞、流清涕,舌苔薄白,脉浮。此为肺气虚弱,卫表不固之证,予玉屏风散益气、固表。

组成:防风30g 黄芪蜜炙 白术各60g

请问玉屏风散的功效是什么?并结合本病例,对处方进行正确的分析。

病例2:患者,女性,50岁。症状:心悸气短,头晕目眩,面色无华,神疲乏力,纳呆食少,腹胀便溏,少寐多梦,健忘,舌淡红,脉细弱。诊断为心悸,此为心脾两虚之证,予归脾汤补血养心,益气安神。

组成:白术 当归 白茯苓 黄芪炒 远志 龙眼肉 酸枣仁炒各3g 人参6g 木香1.5g 甘草炙1g

请问归脾汤的功效是什么?并结合本病例,对处方进行正确的分析。

病例3:患者,男性,60岁,农民。口渴多饮逐渐加重,至今60日有余,多尿,尿液混如脂膏,甚则饮一溲一。神疲乏力,畏寒肢冷,舌质淡苔白而干,脉细无力。诊断为消渴,为阴阳两虚之证,予用肾气丸滋阴温阳益肾。

组成:干地黄24g 山药 山茱萸各12g 泽泻 茯苓 牡丹皮各9g 桂枝 附子各3g

请问肾气丸的功效是什么?并结合本病例,对处方进行正确的分析。

病例4:患者,男性,58岁。近日因生气后出现胸膈痞闷,脘腹胀满,嗳腐吞酸,恶心呕吐,饮食不消。舌苔白腻,脉弦滑治疗。此证为肝气郁结,胃失和降,湿邪内停所致,拟选用越鞠丸治疗。

组成:香附　川芎　苍术　栀子　神曲各等份(各6～10 g)

请问越鞠丸的功效是什么? 并结合本病例,对处方进行正确的处方分析。

病例5:患者,女性,43岁,职业会计师。因患胃脘痛2余月,反复发作。做胃镜检查,证见胃黏膜水肿,充血,红白相间、表浅点状糜烂。患者诉说因月底赶制财会报表连续加班,又与同事意见分歧口头争执。睡不宁、心烦、气不畅、郁闷不乐。两天来胃脘痛。舌苔白微黄、脉弦。此属肝气犯胃型胃脘痛,即投柴胡疏肝散加味治疗。

组成:柴胡　陈皮各6 g　香附　川芎　枳壳　芍药各5 g　炙甘草3 g

请问柴胡疏肝散的功效是什么? 并结合本病例,对处方进行正确的分析。

三、实训用物

实训场地为模拟中药房,各种中药及处方若干。

四、实施要点

1. 熟悉各种中药的类别、功效,了解中药处方的构成原则。
2. 熟悉补益药和理气药分类、功效及各类补益剂和理气剂。

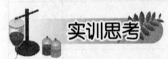

实训思考

1. 常用的补益药和理气药有哪些? 各有哪些功效?
2. 常用的补益剂和理气剂有哪些? 方中哪些药物为君药、臣药、佐药、使药?
3. 中药配伍的基本原则?

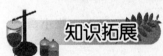

知识拓展

补益药使用的注意事项

1. 补益药不适用于有实邪的病证,因能"闭门留寇"加重病情。
2. 补血滋阴药性多滋腻,因滋腻碍胃,导致气滞,宜与理气健脾药同用。
3. 补气助阳药多甘温辛燥,易耗阴液,凡阴虚火旺者不宜用。
4. 脾胃虚弱者,应加健脾益胃药同用、增进脾胃功能,使虚者受补。

补益药与理气药处方分析评分标准

班级：　　　　姓名：　　　　学号：　　　　得分：

项　目	分　值 （100）	操作实施要点	得　分
课前素质要求 （5分）	5	按时上课，有实训预习报告	
操作 过程 操作前准备 （5分）	5	穿衣带帽，着装整洁；物品准备齐全、完好	
操作中 （70分）	5	诊断病例中患者的主要病症	
	10	正确书写治疗方剂的处方组成	
	10	辨别处方中各味中药的类别及功效	
	15	简述处方基本功效	
	15	区分处方中的君药、臣药、佐药、使药	
	10	指出核心药物的配伍意义	
	5	充分利用工具书	
操作后整理 （5分）	5	清洁、整理台面	
评　价（15分）	15	态度认真，操作规范熟练	
总　分			

监考老师：　　　　　　　　　　考核时间：

（张小勇）

任务3　止咳化痰平喘药与消导药

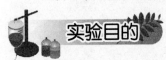
实验预习

1. 预习止咳化痰平喘药与消导药的功效和主治。
2. 预习常用止咳化痰平喘药与消导药的品种。

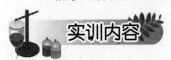
实验目的

1. 掌握常用止咳化痰平喘药与消导药的功效和主治。
2. 掌握方剂的组成及止咳化痰平喘药与消导药配伍原则。
3. 能够对各种祛痰剂与消导剂进行正确的处方分析。

实训内容

一、实训相关知识介绍

（一）止咳化痰平喘药

1. 概述　凡能消除痰涎,减轻或制止咳喘的药物,叫做止咳化痰平喘药;咳嗽、气喘与痰涎在病机上常有密切关系,咳嗽多挟痰,痰多常致咳喘。因此,临床上止咳化痰平喘药常相互配伍使用。化痰止咳平喘药的性味,大多辛、苦、甘。辛能开郁散结;苦能降气平喘;甘能润肺止咳。本类药物伍用时,外感咳喘者合解表药;虚劳咳喘者合补益之品;咳嗽伴咯血者不宜用强烈温燥化痰药;麻疹初起者不宜温敛止咳之品。

2. 分类

（1）温化寒痰药:药性温燥,主要用于寒痰犯肺所致的喘咳痰多、色白、质稀,口鼻气冷,或湿痰犯肺、咳嗽痰多、色白成块、舌苔白腻,以及痰湿阻滞经络所引起的关节酸痛、痰核流注、瘰疬,或痰浊上壅、蒙蔽清窍所致中风痰迷、癫痫惊狂等证。常用药有半夏、天南星、白附子、白芥子、皂荚、白前、桔梗、旋覆花等。

（2）清化热痰药:药性寒凉,主要用于热痰壅肺所致的痰多咳喘、痰稠色黄,或燥痰犯肺、干咳少痰、咯痰不爽,以及痰火上扰的心烦不安、痰迷心窍的中风、癫狂,或痰火凝结、瘿瘤瘰疬痰核等证。常用药有前胡、瓜蒌、浙贝母、川贝母、天竹黄、竹茹、竹沥、海浮石、海蛤壳、瓦楞子、海藻、昆布、胆南星、黄药子、礞石、胖大海、猪胆汁、罗汉果、木蝴蝶、冬瓜子等。

（3）止咳平喘药：主要用于各种原因引起的肺失宣降、痰壅气逆的咳喘证。常用的药物有杏仁、紫苏子、马兜铃、枇杷叶、桑白皮、葶苈子、矮地茶、鼠曲草、洋金花、百部、紫菀、款冬花、白果等。此外，部分药物还可用治痰热急惊、湿热水肿、肠燥便秘等证。

3. 常用药物及功效

半夏：燥湿化痰，降逆止呕，消痞散结，外用消肿止痛。

天南星：燥湿化痰，祛风解痉；外用消肿止痛。

旋覆花：降气化痰，降逆止呕。

前胡：降气化痰，宣散风热。

桔梗（图 14-3-1）：开宣肺气，祛痰排脓，利咽。

川贝母（图 14-3-2）：清化热痰，润肺止咳，散结消肿。

浙贝母：清热散结，化痰止咳。

瓜蒌：清热化痰，利气宽胸，散结消痈，润燥滑肠。

苦杏仁：止咳平喘，润肠通便。

百部：清肺止咳，杀虫灭虱。

紫菀：润肺下气，化痰止咳。

款冬花：润肺下气，止咳化痰。

白果：敛肺平喘，收涩止带，固精缩尿。

苏子：降气化痰，止咳平喘，润肠通便。

桑白皮：泻肺平喘 利水消肿。

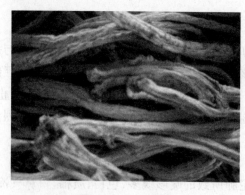

图 14-3-1 桔梗

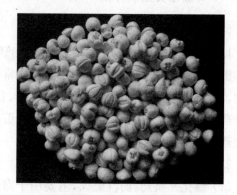

图 14-3-2 川贝母

4. 常用方剂

（1）清气化痰丸

组成：陈皮 杏仁 枳实 黄芩 瓜蒌仁 茯苓各 6 g 胆南星 制半夏各 9 g

功效：清热化痰，理气止咳。

主治：痰热咳嗽。痰稠色黄，咯之不爽，胸膈痞闷，甚则气急呕恶，舌质红，苔黄腻，脉滑数。

方解:本方中胆南星苦凉、瓜蒌仁甘寒,均长于清热化痰,瓜蒌仁尚能导痰热从大便而下,二者共为君药。制半夏虽属辛温之品,但与苦寒之黄芩相配,一化痰散结,一清热降火,既相辅相成,又相制相成,共为臣药。治痰者当须降其火,治火者必须顺其气,故佐以杏仁降利肺气以宣上,陈皮理气化痰以畅中,枳实破气化痰以宽胸,并佐茯苓健脾渗湿以杜生痰之源。使以姜汁为丸,用为开痰之先导。诸药合用,化痰与清热、理气并进,俾气顺则火降,火清则痰消,痰消则火无所附,诸症悉除。

(2)二陈汤

组成:半夏、橘红各自10 g　白茯苓9 g　炙甘草5 g

功效:燥湿化痰、理气和中。

主治:湿痰咳嗽、痰多色白易咯,胸膈痞闷,恶心呕吐,肢体困倦,或头眩心悸,舌苔白润,脉滑。

方解:方中半夏辛温性燥,善能燥湿化痰,且又和胃降逆,为君药。橘红为臣,既可理气行滞,又能燥湿化痰。君臣相配,寓意有二:一为等量合用,不仅相辅相成,增强燥湿化痰之力,而且体现治痰先理气,气顺则痰消之意;二为半夏、橘红皆以陈久者良,而无过燥之弊,故方名"二陈"。佐以茯苓健脾渗湿,使湿无所聚;使以甘草和中健脾。诸药合用共奏燥湿和中,理气化痰之功。

(3)桑杏汤

组成:桑叶6 g　杏仁9 g　沙参12 g　象贝母6 g　香豉6 g　栀皮6 g　梨皮6 g

功效;清宣温燥。

主治:外感温燥,邪在肺卫。身不甚热,干咳无痰,咽干口渴,右脉数大。

方解:方中桑叶轻宣燥热,杏仁苦辛温润、宣利肺气,共为主药;淡豆豉助桑叶轻宣解表,沙参、梨皮生津润肺,同为臣药;栀皮清泄肺热,象贝母止咳化痰,为佐使药。共奏"以辛凉甘润之方,气燥自平而愈"之效。

(4)止嗽散

组成:桔梗(炒)荆芥　紫苑(蒸)百部(蒸)　白前(蒸)各10 g　甘草(炒)4 g　陈皮(去白)5 g

功效:止咳化痰,疏表宣肺。

主治:风邪犯肺。咳嗽咽痒,或微有恶寒发热,舌苔薄白,脉浮缓。

方解:本方证治为外感咳嗽,经服解表宣肺药后而咳仍不止者。此时外邪十去八九,故微有恶风发热。故治法重在理肺止咳,微加疏表之品。方中紫苑止咳、百部润肺止咳,虽苦但不伤肺为君药,二者性温而不热,润而不寒,皆可止咳化痰。桔梗善开宣肺气、白前长于降气化痰,二者协同使用,一升一降,使气机运转,复肺气之宣降,增强君药的止咳化痰之力,共为臣药。荆芥可疏风解表,除在表之邪;橘红理气化痰,均为佐药。甘草缓急和中,调和诸药。

（二）消导药

1. 概述　以消化饮食,导除积滞为主要作用的中药,称为消导药。多属辛甘性平之品。具有消食、导滞、行气、除胀等功效,主要治疗饮食不消、宿食停滞所致的脘腹胀闷、嗳腐吞酸、恶心呕吐、厌食、大便失常,以及脾胃虚弱、消化不良等证。

2. 常用药物及功效、主治

山楂(图14-3-3):消食化积,行气散瘀,用于肉食积滞证、泻痢腹痛、瘀阻肿痛。

神曲:消食和胃,用于饮食积滞证。

麦芽(图14-3-4):消食和中,回乳消胀,用于食积不化、妇女断乳、乳汁郁积、乳房胀痛。

稻芽:消食和中,健脾开胃,用于米面薯蓣及脾虚食少、消化不良。

莱菔子:消食除胀,降气化痰,用于食积气滞证、痰盛气喘证。

鸡矢藤:消食健胃,化痰止咳,清热解毒,止痛,用于饮食积滞、小儿疳积、热痰咳嗽、热毒泻痢、咽喉肿痛、疮痈肿毒等多种痛证。

鸡内金:消食健胃,固精止遗,用于饮食积滞、小儿疳积、遗精遗尿、砂石淋证、胆结石。

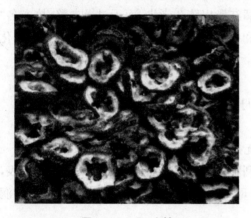

图14-3-3　山楂

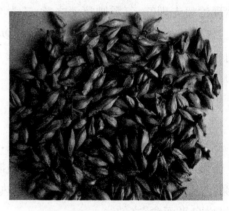

图14-3-4　麦芽

3. 常用方剂

（1）保和丸

组成:山楂18 g　神曲　莱菔子各6 g　半夏　茯苓各9 g　陈皮　连翘各6 g

功效:消食和胃。

主治:食积,脘腹痞满胀痛,嗳腐吞酸,恶食呕吐,或大便泄泻,舌苔厚腻,脉滑等。

方解:方中重用酸甘性温之山楂为君,消一切饮食积滞,长于消肉食油腻之积;神曲甘辛性温,消食健胃,长于化酒食陈腐之积;莱菔子辛甘而平,下气消食除胀,长于消谷面之积。三药同用为臣,能消各种食物积滞。食积易于阻气、生湿、化热,故以半夏、陈皮辛温,理气化湿,和胃止呕;茯苓甘淡,健脾利湿,和中止泻;连翘味苦微寒,既可散结以助消积,又可清解食积所生之热,均为佐药。诸药配伍,使食积得化,胃气得和,热清湿去,则诸症自除。

（2）枳实导滞丸

组成:大黄9 g　枳实　神曲各9 g　茯苓　黄芩　黄连　白术各3 g　泽泻6 g

功效:消食导滞,清热祛湿。

主治:湿热食积、脘腹痞满胀痛、大便秘结、痢下赤白,里急后重。

方解:本方治证为湿热食积,内阻肠胃所致。积滞内停,气机壅塞,传导失司,故脘腹胀痛,大便秘结。食积不消,湿热不化,下迫于肠,则泄泻下痢。舌苔黄腻,脉沉有力,为湿热壅滞之征。治宜消食导滞,清热祛湿。方中重用大黄,苦寒泻下,攻积泻热,使积热从大便而下,为君药。枳实行气导滞,消积除胀满;神曲消食化滞而和胃,共助大黄以攻积导滞,为臣药。黄芩、黄连苦寒,清热燥湿而止痢;茯苓、泽泻利水渗湿而止泻;白术健脾燥湿,使攻积而不伤正,均为佐药。诸药相伍,共成消食导滞,清热祛湿之方,使食消积去,湿化热清,则诸证自愈。

二、实训任务

1. 先组建学习小组　每班分出若干个小组,每小组由 4~6 人组成,并推选一名组长。

2. 各小组组长现场抽取 1 张处方　每个学生承担病例分析的某一部分工作,在课堂讨论前自学病例,准备病例资料;课堂讨论时,组长搜集大家的意见,阐述制订的治疗方案并进行评价,其他学生提出对病例及治疗方案的疑问,由该组成员答疑。

病例 1:雷某,女性,69 岁。症见咳嗽,咯痰,胸闷气喘反复发作 15 年,因感冒而诱发咳嗽,咯痰加重,咳痰色黄质黏,恶寒发热,气急明显加重,口干渴,小便黄,大便略干,舌质红苔黄,脉浮数。中医诊断:咳嗽(痰热壅肺型)。治宜清肺化痰,拟用贝母瓜蒌散治疗。

组成:贝母 4.5 g 瓜蒌 3 g 花粉 茯苓 橘红 桔梗各 2.5 g

请问贝母瓜蒌散的功效是什么? 并结合本病例,对处方进行正确的分析。

病例 2:患者,女性,45 岁。自述于一月前感冒后发烧咳嗽,咳痰,伴胸闷鼻塞,自行购买消炎止咳药口服,症状未缓解而就诊,现症见胸闷,咳嗽,咳痰,痰质中等,鼻塞,舌淡有裂纹,脉弦数。初诊为:哮证,热哮。处理:清热宣肺,化痰定喘,定喘汤用之。

组成:白果 10 g　麻黄 6 g　苏子 12 g　甘草 3 g　款冬花 10 g　杏仁 6 g　桑白皮 10 g　黄芩 6 g　半夏 10 g

请问定喘汤的功效是什么? 并结合本病例,对处方进行正确的分析。

病例 3:患者,女性,上午突发泄泻,至晚已八九行,奇臭难闻,且腹痛剧烈,嗳腐吞酸,恶食。脉滑数,舌苔黄腻。其素体健壮,暴病泄泻,可能与饮食有关。问其曾食何物? 答道:昨晚曾食狗肉,且饮酒,因肉味香美,故多食之。据此可知确属饮食所伤。治宜通因通用,化其酒肉陈腐之积。拟用保和丸治疗。

组成:山楂 18 g　神曲 6 g　半夏　茯苓各 9 g　陈皮　连翘　莱菔子各 6 g

请问保和丸的功效是什么? 并结合本病例,对处方进行正确的处方分析。

病例 4:患儿,2 岁 4 个月。平素形体消瘦,面色萎黄,乏力食少,近日过食甜点后,进食更少,且稍食则饱胀,腹满喜按,大便溏、酸臭,夹有不消化食物,舌淡红,苔白腻,指纹淡滞。辨证为脾虚夹积,拟选用健脾丸治疗。

组成:白术 15 g　木香　黄连　甘草各 6 g　白茯苓 10 g　人参 9 g　神曲　陈皮　砂仁

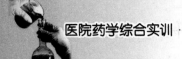

麦芽　山楂　山药　肉豆蔻各6 g

请问健脾丸的功效是什么？并结合本病例，对处方进行正确的分析。

三、实训用物

实训场地为模拟中药房，各种中药及处方若干。

四、实施要点

1. 熟悉各种中药的类别、功效，了解中药处方的构成原则。

2. 熟悉止咳化痰平喘药与消导药分类、功效及各类祛痰剂和消导剂。

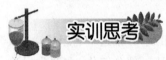

1. 常用的止咳化痰平喘药与消导药有哪些？各有哪些功效？

2. 常用的祛痰剂和消导剂有哪些？方中哪些药物为君药、臣药、佐药、使药？

3. 中药配伍的基本原则？

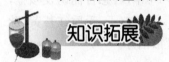

止咳化痰平喘药配伍的注意事项：

1. 注意配伍健脾祛湿药，"治痰先宜治脾"，"治痰必先祛湿"。

2. 肺燥咳血者，不宜辛燥之剂，以免动血；外感痰多者，慎用滋润之品，以免留邪。

3. 常配伍理气药，使气顺痰消。"善治痰者，不治痰而治气，气顺则一身之津液亦随气而顺矣"。

4. 注意痰之兼夹，如兼寒、湿、燥、热、风不同，配用相应之药治之，根据不同症型，可结合燥湿、清热、温里、润燥、熄风、散结、开窍等法联合运用。

止咳化痰平喘药与消导药处方分析评分标准

班级：　　　　姓名：　　　　学号：　　　　得分：

项　目	分　值 （100）	操作实施要点	得　分
课前素质要求 （5分）	5	按时上课，有实训预习报告	
操作前准备 （5分）	5	穿衣带帽，着装整洁；物品准备齐全、完好	
操作过程　操作中 （70分）	5	诊断病例中患者的主要病症	
	10	正确书写治疗方剂的处方组成	
	10	辨别处方中各味中药的类别及功效	
	15	简述处方基本功效	
	15	区分处方中的君药、臣药、佐药、使药	
	10	指出核心药物的配伍意义	
	5	充分利用工具书	
操作后整理 （5分）	5	清洁、整理台面	
评　价（15分）	15	态度认真，操作规范熟练	
总　分			

监考老师：　　　　　　　　　考核时间：

（张小勇）

主要参考文献

[1] 刘葵,刘敏. 药学综合技能与实训. 北京:人民军医出版社,2012

[2] 杜明华. 医院与药店药品管理技能. 北京:人民军医出版社,2012

[3] 孙师家,杨群华. 药品购销员实训教程. 北京:化学工业出版社,2011

[4] 胡晋红. 实用医院药学. 上海:上海科学技术出版社,2007

[5] 曹红. 临床药物治疗学. 北京:人民卫生出版社,2007

[6] 许兆亮. 中医药学概论. 北京:人民卫生出版社,2009

[7] 龚千峰. 中药炮制学. 北京:中国中医药出版社,2010

[8] 龙全江. 中药材加工学. 北京:中国中医药出版社,2011

[9] 谭德福. 中药调剂学. 北京:中国中医药出版社,2011

[10] 邓中甲. 方剂学. 北京:中国中医药出版社,2003

[11] 秦红兵. 药学服务实务. 北京:人民卫生出版社,2013